NCCN 肿瘤学临床实践指南（NCCN 指南®）

NCCN Clinical Practice Guidelines in Oncology (NCCN Guidelines®)

消化系统肿瘤指南　　总主译　孙　燕　召集人　季加孚

食管和食管胃交界部癌

Esophageal and Esophagogastric Junction Cancers

2017 年第 4 版—2017 年 10 月 13 日

NCCN.org

制订 / National Comprehensive Cancer Network® (NCCN®)

主译 / 赫　捷

执行主译 / 杨　跃

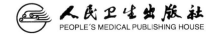

人民卫生出版社
PEOPLE'S MEDICAL PUBLISHING HOUSE

图书在版编目（CIP）数据

NCCN 肿瘤学临床实践指南：NCCN 指南 . 食管和食管胃交界部癌 / 美国国家综合癌症网络公司编著；赫捷主译 . —北京：人民卫生出版社，2017
ISBN 978-7-117-25698-8

Ⅰ. ①N⋯　Ⅱ. ①美⋯　②赫⋯　Ⅲ. ①食管癌 – 诊断 – 指南　Ⅳ. ①R73-62

中国版本图书馆 CIP 数据核字（2017）第 306440 号

| 人卫智网 | www.ipmph.com | 医学教育、学术、考试、健康，购书智慧智能综合服务平台 |
| 人卫官网 | www.pmph.com | 人卫官方资讯发布平台 |

图字：01-2015-4509

NCCN 肿瘤学临床实践指南（NCCN 指南®）
食管和食管胃交界部癌

主　　译：赫　捷
出版发行：人民卫生出版社（中继线 010-59780011）
地　　址：北京市朝阳区潘家园南里 19 号
邮　　编：100021
E - mail：pmph @ pmph.com
购书热线：010-59787592　010-59787584　010-65264830
印　　刷：北京盛通印刷股份有限公司

经　　销：新华书店
开　　本：787 × 1092　1/16
印　　张：8.5
字　　数：204 千字
版　　次：2018 年 1 月第 1 版　2018 年 1 月第 1 版第 1 次印刷
标准书号：ISBN 978-7-117-25698-8/R・25699
定　　价：98.00 元

打击盗版举报电话：010-59787491　E-mail：WQ @ pmph.com
（凡属印装质量问题请与本社市场营销中心联系退换）

NCCN 指南 2017 年第 4 版食管和食管胃交界部癌

制订 /National Comprehensive Cancer Network®（NCCN®）

主译 / 赫　捷　中国医学科学院肿瘤医院

执行主译 / 杨　跃　北京大学肿瘤医院

审校专家组（按姓氏笔画排序）

于振涛　王　铸　王贵齐　王绿化　毛友生　冯晓莉　吕　宁　赵心明　黄　镜　惠周光　赫　捷

学术秘书　郑庆锋

单位　中国医学科学院肿瘤医院

NCCN 肿瘤学临床实践指南（NCCN 指南®）

NCCN Clinical Practice Guidelines in Oncology（NCCN Guidelines®）

总主译　孙　燕

学术委员会

资深学术委员（按姓氏汉语拼音排序）

曹雪涛	曹泽毅	樊代明	管忠震	郭应禄	韩德民	郝希山	何友兼	赫　捷	郎景和	李维廉	廖美琳
陆道培	沈镇宙	宋三泰	孙颖浩	汤钊猷	万德森	王　辰	王瑞林	赵玉沛	郑　树		

主任委员　孙　燕

副主任委员　吴一龙　季加孚

委员（按姓氏汉语拼音排序）

巴　一	白玉贤	步召德	蔡建强	蔡三军	陈　嘉	陈佳艺	崔　恒	狄　文	樊　嘉	丰有吉	高　黎
高雨农	高子芬	顾　晋	郭　军	郭丽娜	郭　伟	郭小毛	韩宝惠	郝纯毅	郝　权	何小慧	何志嵩
胡超苏	胡国清	黄　镜	黄翼然	嵇庆海	季加孚	冀　明	江泽飞	蒋国梁	焦顺昌	孔北华	郎锦义
李甘地	李惠平	李　进	李　凯	李　鸣	李晔雄	李子庭	林　锋	林汉良	林素暇	林桐榆	林仲秋
刘冬耕	刘尚梅	刘　霆	刘艳辉	刘云鹏	卢泰祥	陆　舜	罗荣城	马　丁	马建辉	马　军	孟凡义
那彦群	倪　鑫	欧阳学农	潘建基	朴炳奎	秦叔逵	邱录贵	任　军	邵永孚	邵志敏	沈　铿	沈坤炜
沈　琳	沈　悌	沈志祥	盛修贵	师英强	石远凯	宋　磊	孙　强	唐平章	陶　敏	佟仲生	汪建平
王华庆	王　洁	王金万	王绿化	王雅杰	王子平	魏丽惠	吴令英	吴　鸣	吴　强	吴小华	吴一龙
向　阳	谢晓冬	谢　幸	邢宝才	徐兵河	徐国镇	徐建明	徐瑞华	杨　跃	叶定伟	叶章群	于世英
余子豪	张保宁	张福泉	张　力	张沂平	章　真	赵永强	支修益	周爱萍	周彩存	周道斌	周芳坚
周立强	周清华	周志祥	朱　军	朱雄增	朱正纲						

NCCN 肿瘤学临床实践指南（NCCN 指南®）
——消化系统肿瘤

总主译　孙　燕

召集人　季加孚

主译专家组成员（按姓氏汉语拼音排序）

巴　一　　步召德　　蔡建强　　蔡三军　　樊　嘉　　郝纯毅　　赫　捷　　黄　镜　　季加孚　　李　进　　李晔雄　　秦叔逵

沈　琳　　万德森　　汪建平　　邢宝才　　徐瑞华　　杨　跃　　章　真　　赵玉沛

秘书　步召德

NCCN 肿瘤学临床实践指南（NCCN 指南®）

食管和食管胃交界部癌
Esophageal and Esophagogastric Junction Cancers

2017 年第 4 版—2017 年 10 月 13 日

NCCN.org

继续

NCCN 指南 2017 年第 4 版食管和食管胃交界部癌专家组成员

*Jaffer A. Ajani, MD/Chair † ¤
The University of Texas
MD Anderson Cancer Center

*Thomas A. D'Amico, MD/Vice Chair ¶
Duke Cancer Institute

Maria Baggstrom, MD † Þ
Siteman Cancer Center at Barnes-
Jewish Hospital and Washington
University School of Medicine

David J. Bentrem, MD, MS ¶
Robert H. Lurie Comprehensive
Cancer Center of Northwestern
University

Joseph Chao, MD †
City of Hope Comprehensive
Cancer Center

Prajnan Das, MD, MS, MPH §
The University of Texas
MD Anderson Cancer Center

Crystal S. Denlinger, MD †
Fox Chase Cancer Center

Peter C. Enzinger, MD †
Dana-Farber/Brigham and Women's
Cancer Center

Paul Fanta, MD ‡ †
UC San Diego Moores Cancer Center

Farhood Farjah, MD ¶
Fred Hutchinson Cancer Research
Center/Seattle Cancer Care Alliance

NCCN
Lisa Gurski, PhD
Nicole McMillian, MS
Lenora Pluchino, PhD

Hans Gerdes, MD ¤ Þ
Memorial Sloan Kettering
Cancer Center

Robert E. Glasgow, MD ¶
Huntsman Cancer Institute
at the University of Utah

James A. Hayman, MD, MBA §
University of Michigan
Comprehensive Cancer Center

Steven Hochwald, MD ¶
Roswell Park Cancer Institute

Wayne L. Hofstetter, MD ¶
The University of Texas
MD Anderson Cancer Center

David H. Ilson, MD, PhD † Þ
Memorial Sloan Kettering
Cancer Center

Dawn Jaroszewski, MD ¶
Mayo Clinic Cancer Center

Kimberly L. Johung, MD, PhD §
Yale Cancer Center/
Smilow Cancer Hospital

Rajesh N. Keswani, MD ¤ Þ
Robert H. Lurie Comprehensive
Cancer Center of Northwestern
University

Lawrence R. Kleinberg, MD §
The Sidney Kimmel
Comprehensive Cancer
Center at Johns Hopkins

W. Michael Korn, MD ¤ †
UCSF Helen Diller Family
Comprehensive Cancer Center

Stephen Leong, MD †
University of Colorado
Cancer Center

Catherine Linn, MD Þ
Vanderbilt-Ingram Cancer Center

Quan P. Ly, MD ¶
Fred & Pamela Buffett
Cancer Center

Kristina A. Matkowskyj, MD, PhD ≠
University of Wisconsin
Carbone Cancer Center

Mary F. Mulcahy, MD ‡ †
Robert H. Lurie Comprehensive
Cancer Center of Northwestern
University

Ravi K. Paluri, MD, MPH ¤
University of Alabama at
Birmingham Comprehensive
Cancer Center

Kyle A. Perry, MD ¶
The Ohio State University
Comprehensive Cancer Center -
James Cancer Hospital and
Solove Research Institute

Jose Pimiento, MD ¶
Moffitt Cancer Center

George A. Poultsides, MD, MS ¶
Stanford Cancer Institute

Vivian E. Strong, MD ¶
Memorial Sloan Kettering Cancer Center

Mary Kay Washington, MD, PhD ≠
Vanderbilt-Ingram Cancer Center

Benny Weksler, MD, MBA ¶
The University of Tennessee
Health Science Center

Georgia Wiesner, MD, Δ/Liaison
Vanderbilt-Ingram Cancer Center

Christopher G. Willett, MD §
Duke Cancer Institute

Cameron D. Wright, MD ¶
Massachusetts General Hospital
Cancer Center

Debra Zelman, JD ¥
Debbie's Dream Foundation:
Curing Stomach Cancer

continue 继续

NCCN 指南专家组公开信息

† 肿瘤内科	§ 放疗 / 肿瘤放射治疗科
¤ 胃肠科	‡ 血液科 / 血液肿瘤科
¶ 外科 / 肿瘤外科	≠ 病理科
Þ 内科	¥ 患者宣传
Δ 肿瘤遗传学	* 编写委员会成员

全身治疗的原则

Mary F. Mulcahy, MD ‡ †/Lead
Robert H. Lurie Comprehensive
Cancer Center of Northwestern
University

Jaffer A. Ajani, MD/Chair † ¤
The University of Texas
MD Anderson Cancer Center

Crystal S. Denlinger, MD †
Fox Chase Cancer Center

David H. Ilson, MD, PhD † Þ
Memorial Sloan Kettering
Cancer Center

Stephen Leong, MD †
University of Colorado
Cancer Center

外科手术的原则

Thomas A. D'Amico, MD ¶/Lead
Duke Cancer Institute

Robert E. Glasgow, MD ¶
Huntsman Cancer Institute
at the University of Utah

Wayne L. Hofstetter, MD ¶
The University of Texas
MD Anderson Cancer Center

Mark B. Orringer, MD ¶
University of Michigan
Comprehensive Cancer Center

Cameron D. Wright, MD ¶
Massachusetts General Hospital
Cancer Center

放射治疗的原则

Lawrence R. Kleinberg, MD §/Lead
The Sidney Kimmel Comprehensive
Cancer Center at Johns Hopkins

Prajnan Das, MD, MS, MPH §
The University of Texas
MD Anderson Cancer Center

James A. Hayman, MD, MBA §
University of Michigan
Comprehensive Cancer Center

Christopher G. Willett, MD §
Duke Cancer Institute

姑息／最佳支持治疗的原则

Rajesh N. Keswani, MD ¤ Þ/Lead
Robert H. Lurie Comprehensive
Cancer Center of Northwestern University

Hans Gerdes, MD ¤ Þ
Memorial Sloan Kettering Cancer Center

James A. Hayman, MD, MBA §
University of Michigan
Comprehensive Cancer Center

Mary F. Mulcahy, MD ‡ †
Robert H. Lurie Comprehensive
Cancer Center of Northwestern University

¤ 胃肠科
¶ 外科 / 肿瘤外科
Þ 内科
§ 放疗 / 肿瘤放射治疗科
‡ 血液科 / 血液肿瘤科

继续

NCCN 指南专家组公开信息

随诊原则

Jaffer A. Ajani, MD, MS † ¤/Lead
The University of Texas
MD Anderson Cancer Center

Thomas A. D'Amico, MD¶
Duke Cancer Institute

Crystal S. Denlinger, MD †
Fox Chase Cancer Center

Hans Gerdes, MD ¤ Þ
Memorial Sloan Kettering
Cancer Center

Wayne L. Hofstetter, MD ¶
The University of Texas
MD Anderson Cancer Center

Rajesh N. Keswani, MD ¤ Þ
Robert H. Lurie Comprehensive
Cancer Center of Northwestern University

Stephen Leong, MD †
University of Colorado
Cancer Center

遗传风险评估的原则

Georgia Wiesner, MD, Δ Co-Lead
Vanderbilt-Ingram Cancer Center

Mary Kay Washington, MD, PhD ≠/Co-Lead
Vanderbilt-Ingram Cancer Center

Crystal S. Denlinger, MD †
Fox Chase Cancer Center

David H. Ilson, MD, PhD † Þ
Memorial Sloan Kettering Cancer Center

Vivian E. Strong, MD ¶
Memorial Sloan Kettering Cancer Center

鳞状细胞癌和腺癌的治疗

Christopher Willett, MD §/Lead
Duke Cancer Institute

Jaffer A. Ajani, MD, MS † ¤
The University of Texas
MD Anderson Cancer Center

David J. Bentrem, MD ¶
Robert H. Lurie Comprehensive Cancer
Center of Northwestern University

David H. Ilson, MD, PhD † Þ
Memorial Sloan Kettering Cancer Center

内镜分期及治疗的原则

Hans Gerdes, MD ¤ Þ/Lead
Memorial Sloan Kettering Cancer Center

Wayne L. Hofstetter, MD ¶
The University of Texas
MD Anderson Cancer Center

Rajesh N. Keswani, MD ¤ Þ
Robert H. Lurie Comprehensive
Cancer Center of Northwestern University

病理分析及 HER-2 检测的原则

Mary Kay Washington, MD, PhD ≠
Vanderbilt-Ingram Cancer Center

¤ 胃肠科
¶ 外科 / 肿瘤外科
Þ 内科
§ 放疗 / 肿瘤放射治疗科
‡ 血液科 / 血液肿瘤科
≠ 病理科
Δ 肿瘤遗传学

继续

NCCN 指南专家组公开信息

NCCN 指南 2017 年第 4 版食管和食管胃交界部癌目录

临床试验：NCCN认为任何肿瘤患者都可以在临床试验中得到最佳处理，因此特别鼓励肿瘤患者参加临床试验。

NCCN成员机构的临床试验可查询：
http://www.nccn.org/clinical_trials/physician.html

NCCN对证据和共识的分类：除非特别指出，NCCN 对所有建议均达成 2A 类共识。

见 NCCN 对证据和共识的分类

与 2017 年第 3 版相比,2017 年第 4 版 NCCN 食管和食管胃交界部癌指南的更新内容包括:

ESOPH-1

- 检查流程:第 11 行修改为 "*若明确 / 怀疑为转移性腺癌,行 HER-2 和 PD-L1 检测*"。

ESOPH-F 无法手术切除的局部进展期、复发或转移性疾病(无局部治疗指征)的全身治疗

3/12

- 标题修改为:"*二线或后续治疗*"
  - ▸ 其他方案:派姆单抗的推荐修改为:
    - − "针对 MSI-H 或 dMMR 肿瘤行派姆单抗二线或*后续治疗*"
    - − "针对 PD-L1 阳性的食管或食管胃结合部腺癌行派姆单抗三线或*后续治疗*" 增加为一种选择,对应脚标 "派姆单抗被批准用于 FDA 认证的检测 PD-L1 水平 ≥ 1 的胃食管结合部腺癌患者。NCCN 组委推荐派姆单抗治疗选择可扩展至 PD-L1 水平 ≥ 1 的食管以及胃食管结合部腺癌患者。"

10/12 全身治疗原则——方案和剂量用法

- 方案和剂量用法页已根据 ESOPH-F3/12 的改动进行了更新。

与 2017 年第 2 版相比,2017 年第 3 版 NCCN 食管和食管胃交界部癌指南的更新内容包括:

ESOPH-1

- 检查流程:增加 "*若明确 / 怀疑为转移性疾病,行 MSI-H/dMMR 检测*" 作为一种推荐。

ESOPH-F3/12 转移性和局部进展期(无局部治疗指征)癌症的全身治疗

- 二线治疗;其他方案:增加 "*派姆单抗(针对 MSI-H 或 dMMR 肿瘤)*" 作为一个治疗选择。

ESOPH-F10/12 全身治疗原则——方案和剂量用法

- 方案和剂量用法页已根据 ESOPH-F3/12 的改动进行了更新。

与 2017 年第 1 版相比,2017 年第 2 版 NCCN 食管和食管胃交界部癌指南的更新内容包括:

ESOPH-1

- 检查流程:第 7 条被修改,"如无不可切除远处转移(M1)证据,行内镜超声检查(EUS)"。

鳞状细胞癌和腺癌

ESOPH-2 和 **ESOPH-11**

- 附加评估:推荐修改为(有临床指征):被修改,"术前营养支持:考虑鼻胃管或空肠营养管(首选)肠道管饲(*首选空肠造瘘管*)或 PEG 管"

ESOPH-I 观察原则

- 此部分被广泛修改

更新

继续 1/4

2017.4.26-2017.1 版修改分类：

ESOPH-F3/12 全身治疗转移性或局部进展肿瘤（局部治疗不适合）

- 在"一线治疗；其他方案"，ECF（表柔比星，顺铂和氟尿嘧啶）从 2A 类改为 2B 类

与 2016 年第 2 版相比，2017 年第 1 版 NCCN 食管和食管胃交界部癌指南的更新内容包括：

全部更改

"HER2-neu 检测"更改为"HER2 检测"

ESOPH-1

- 脚注"h"被修改为"食管胃交界部 / 远端食管癌的腹腔干淋巴结受侵仍然可能……"

鳞状细胞癌

ESOPH-2

- 附加评估：推荐澄清"术前营养支持：考虑肠道管饲（首选空肠造瘘管）或 PEG 管"（ESOPH-11 腺癌也做了修改）
- 脚注"j"修改为："对于颈段食管接受根治性放化疗或临界可切除的患者，可以考虑经皮内镜胃造瘘（PEG）管。PEG 置管之前建议咨询多学科专家意见。"

ESOPH-3（ESOPH-12 腺癌也做了修改）

- 肿瘤分期："cT1b，N+；cT2-T4a，N0-N+"修改为"*cT1b-T4a，N0-N+*"
- 新添脚注"v"："对于拒绝手术的患者，根治性放化疗可成为一个合适的选择，参见（ESOPH-8）。"
- 脚注"p"修改为："针对合适的病人可考虑腔内支架，参见姑息 / 最佳支持治疗原则（ESOPH-H）"

ESOPH-4

- cT1b-T4a，N0-N+ 的初始治疗：推荐被修改。"食管切除术（非颈段食管）（~~T1b-T2~~*T1b/T2*，*N0* 低风险病变……）"

ESOPH-5（在 ESOPH-14 的腺癌部分也做了修改）

- 术前放化疗或根治性放化疗；影像推荐被修改，见下表
  - "PET/CT（*首选*）或 PET~~（2B 类）~~"
  - "胸 / 腹部增强 CT，临床有指征的远处病变行盆腔 CT（若已行 PET/CT，则不要求）"
- 脚注"y"被修改为："术前治疗完成后 5~~~6~~5~8 周进行评估。"

ESOPH-8（在 ESOPH-17 的腺癌部分也做了修改）

- "~~cT1b，N+，cT1-T4a，~~*cT1b-T4a*，N0-N+，或者 cT4b（不可切除）"

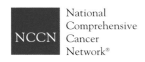
NCCN 指南 2017 年第 4 版食管和食管胃交界部癌

腺癌

ESOPH-11

- 脚注"hh"是新的:"*EG 置管之前建议咨询多学科专家意见。*"

ESOPH-13

- 对 cT1b-T4a,N0-N+ 的初始治疗:推荐被修改:
  - "术前放化疗(*1 类*)"
  - "食管切除术(T1b-T2,*N0 低风险病变……*)"
  - 脚注"p"加入 CT4b:"*针对合适的病人可考虑腔内支架,参见姑息／最佳支持治疗原则(ESOPH-H)。*"

ESOPH-15

- 对淋巴结阳性(pTis,pT1,pT2,pT3,pT4a)的术后管理:增加*化疗*作为一个选项。

ESOPH-16

- 接受过术前放化疗或放疗 R1 切除的术后管理
  - "观察直到进展(如果接受术前化疗或放化疗)"的选项被删除
  - "*化疗,若术前曾行化疗*"被增加作为一个选项
  - "*考虑二次手术切除*"被增加作为一个选项

ESOPH-A 4/ 5 内镜分期及治疗原则

- 治疗后随诊监测被修改
  - "对于早期食管癌消融治疗或 ER 后,应继续进行内镜随访监测(*参见 ESOPH-I*)……。"
  - "对于残留或者复发的高级别、低级别非典型增生,应考虑冷冻或者射频消融治疗。去除非不典型增生的 Barrett's 食管不被推荐"。
  - 接受内镜切除术的患者应当进行内镜随访监测(*参见 ESOPH-I*)。~~在第 1 年内每 3 月进行内镜观察和粘膜消融,2 年后临床有指征时进行内镜随诊,Barrett 食管可能要求进行内镜随诊。~~

ESOPH-B 4/4 病理分析及 HER2 检测的原则

- 加入新的参考文献:"*Bartley AN,Washington MK,Ventura CB,et al. HER2 testing and clinical decision making in gastroesophageal adenocarcinoma:guideline from the College of American Pathologists,American Society of Clinical Pathology,and American Society of Clinical Oncology. Arch Pathol Lab Med. 2016;140:1345-63.*"

ESOPH-C 2/3 外科手术的原则

第 7 条被修改:"接受根治性放化疗的患者再次出现局限性可切除的病灶,如无远处复发可考虑行~~挽救性~~食管切除术。"

ESOPH-F 全身治疗原则

1/12

- 第 8 条修改为:"对于 EGF 和胸部食管局部腺癌,术前放化疗是首选措施。*对于远端食管和 EGJ,围手术期化疗也是一个选择*"。
- 下列各条被删除
  - 静脉输注的氟尿嘧啶和卡培他滨相互可以替换,且不影响疗效(例外情况见标注)。氟尿嘧啶首选静脉持续输注而非静脉推注。
  - 根据毒性反应情况,顺铂和奥沙利铂可以相互替换。
  - 有临床指征时进行诱导化疗是合适的。

2/12

- 围术期化疗修改
  - 增加"*氟尿嘧啶类药物和奥沙利铂*"作为一个选项,并做相应脚注,"此方案和剂量基于发表文献和临床实践的推论"。
  - ECF(表柔比星、顺铂和氟尿嘧啶)(2B 3 类)
  - 改良 ECF(全部改良方案,2B 3 类)
- 增加"术后化疗"小节
  - 增加"卡培他滨和奥沙利铂"及相应脚注,"*此方案中顺铂可以与奥沙利铂相互替换*"。

更新
继续 3/4

NCCN 指南 2017 年第 4 版食管和食管胃交界部癌

ESOPH-F 全身治疗原则（继续）

3/12 转移性和局部进展期（无局部治疗指征）癌症的全身治疗

- 一线治疗；其他方案修订
  - ▸ "氟尿嘧啶和伊立替康"（2A＋类）
  - ▸ "ECF（表柔比星、顺铂和氟尿嘧啶）"（2B＋类）
  - ▸ 改良 ECF（2B＋类）
- 二线治疗；首选方案
  - ▸ "氟尿嘧啶和伊立替康（*如果一线治疗未使用*）"被增加作为一个 2A 类选项，并脚注"*在伊立替康方案中卡培他滨与氟尿嘧啶不可以相互替换*"。以前被列为"其他方案"的 2B 类推荐。
- 二线治疗；其他方案
  - ▸ "卡培他滨和伊立替康"被删除。

4/12 全身治疗原则——方案和剂量

- 按照 ESOPH-F 2/12 和 ESOPH-F 3/12 部分的变化，方案和剂量部分做了相应更新。

10/12

- 参考文献部分做了相应更新。

ESOPH-G 放射治疗原则

1/5

- 模拟定位和治疗计划

- ▸ 第一条被修改："应使用非常鼓励使用~~CT~~ 模拟定位和 3-Đ 适形治疗计划。如果临床上需要降低危及器官（如心、肺等）受量，3-D 技术无法实现时，采用调强放射治疗（IMRT）技术或质子治疗 * 是合理的。"
- 第 6 条被修改："*远端食管和 EGJ 的病灶受呼吸运动的影响可能较大。应用四维 CT 计划系统或其他运动控制技术时，……*"
- 质子放射治疗增加新脚注："*质子放射治疗数据尚粗浅和积累，理想的情况下，患者应该在临床研究中接受质子放射治疗。*"

2/5

- 靶区剂量（一般原则）
  - ▸ 第二条被修改："CTV~~应该~~可以包括存在微小病灶风险的区域……"
  - ▸ 第四条，第 4 小条修改："*下段 1/3 食管和 EGJ：考虑照射食管旁、胃小弯、脾区淋巴结和腹腔干淋巴结区*"

3/5

- 正常组织耐受剂量限制：这一部分完全被修改。

ESOPH-H 姑息／最佳支持治疗原则

- 吞咽困难：增加新的条目，"*无法接受治愈性手术治疗的吞咽困难患者，根据症状的严重程度应该考虑缓解他们的吞咽困难症状。有多种方法可以采用，放置食管支架最常被采用。但是，如果将来准备接受治愈性手术则不建议放置支架，因为支架的相关不良事件可能阻碍后期治愈性手术。*"

NCCN 指南 2017 年第 4 版食管和食管胃交界部癌

检查流程

- 病史与体格检查
- 上消化道内镜及活检 [a]
- 胸 / 腹部增强 CT（口服和静脉注射造影剂）
- 临床有指征时行盆腔 CT
- 如无远处转移（M1）证据，行 PET-CT
- 全血细胞计数和生化检查
- 如无不可切除远处转移（M1）证据，行内镜超声检查（EUS）
- 内镜切除术（ER）对于早期癌变的准确分期是必要的 (T1a 和 T1b) [a,b]
- 临床有指征时行转移病灶活检
- 若明确 / 怀疑为转移性疾病，行 MSI-H/dMMR 检测
- 若明确 / 怀疑为转移性腺癌，行 HER-2 和 PD-L1 检测 [c]
- 如肿瘤位于隆突水平或以上且无远处转移（M1）证据，行支气管镜检查
- 行 Siewert 分类 [d]
- 营养状况评估及咨询
- 有指征时进行戒烟的指导、咨询及药物治疗 [e]
- 筛查家族史 [f]

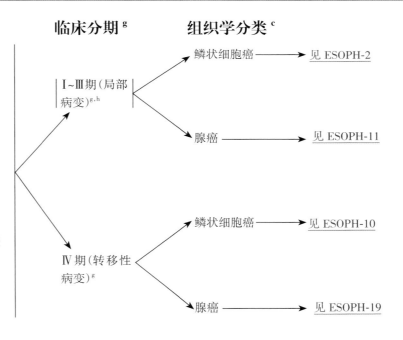

临床分期 [g]　　组织学分类 [c]

I～III期（局部病变）[g,h]
- 鳞状细胞癌 —— → 见 ESOPH-2
- 腺癌 —— → 见 ESOPH-11

IV 期（转移性病变）[g]
- 鳞状细胞癌 —— → 见 ESOPH-10
- 腺癌 —— → 见 ESOPH-19

[a] 参见内镜分期及治疗原则（ESOPH-A）。
[b] 对于早期癌，ER 可能也是根治性的。
[c] 参见病理分析及 HER2 检测的原则（ESOPH-B）。
[d] 参见外科手术的原则（ESOPH-C）。
[e] 参见 NCCN 戒烟指南
[f] 参见食管和食管胃交界部癌（EGJ）癌遗传风险评估的原则（ESOPH-D）。也可参见 NCCN 结直肠癌筛查指南，基因 / 家族高危因素评估：结直肠，以及基因 / 家族高危因素评估：乳腺和卵巢。
[g] 参见肿瘤分期（ST-1）。
[h] 食管胃交界部 / 远端食管癌的腹腔干淋巴结受侵仍然可能考虑综合治疗。

注：除非特别指出，NCCN 对所有建议均达成 2A 类共识。
临床试验：NCCN 认为任何肿瘤患者都可以在临床试验中得到最佳处理，因此特别鼓励肿瘤患者参加临床试验。

组织学类型	临床分期 [g]	附加评估 （有临床指征时）

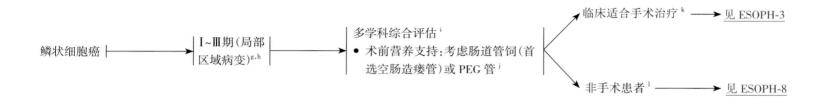

鳞状细胞癌 ┤ I~III 期（局部区域病变）[g,h] ├→ 多学科综合评估 [i]
- 术前营养支持:考虑肠道管饲（首选空肠造瘘管）或 PEG 管 [j]

→ 临床适合手术治疗 [k] ——→ 见 ESOPH-3

→ 非手术患者 [l] ——→ 见 ESOPH-8

[g] 参见肿瘤分期 (ST-1)。
[h] 食管胃交界部癌的腹腔淋巴结转移仍可考虑综合治疗。
[i] 参见胃食管癌多学科治疗原则 (ESOPH-E)。
[j] 对于颈段食管接受根治性放化疗或临界可切除的患者,可以考虑经皮内镜胃造瘘 (PEG) 管。PEG 置管之前建议咨询多学科专家意见。
[k] 临床评估能耐受大的手术。
[l] 临床评估不能耐受患者或临床评估适合但拒绝手术的患者。

注:除非特别指出,NCCN 对所有建议均达成 2A 类共识。
临床试验:NCCN 认为任何肿瘤患者都可以在临床试验中得到最佳处理,因此特别鼓励肿瘤患者参加临床试验。

NCCN 指南 2017 年第 4 版食管和食管胃交界部癌

组织学类型   **肿瘤分期**[g]   **临床评估适合治疗患者的初始治疗选择**

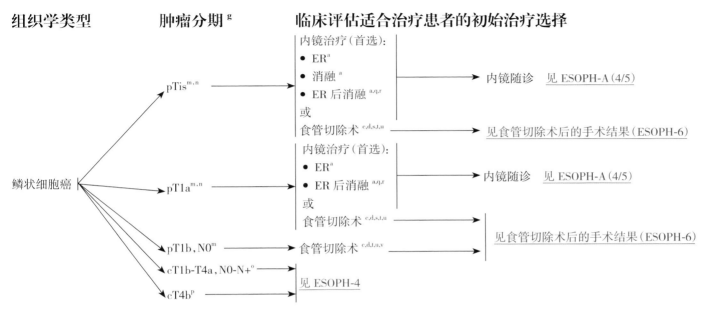

内镜治疗（首选）：
- ER[a]
- 消融[a]
- ER 后消融[a,q,r]

或

食管切除术[c,d,s,t,u]   → 见食管切除术后的手术结果（ESOPH-6）

内镜治疗（首选）：
- ER[a]
- ER 后消融[a,q,r]

或

食管切除术[c,d,s,t,u]

pTis[m,n] →   内镜随诊   见 ESOPH-A（4/5）

pT1a[m,n] →   内镜随诊   见 ESOPH-A（4/5）

pT1b, N0[m] → 食管切除术[c,d,t,u,v]   见食管切除术后的手术结果（ESOPH-6）

鳞状细胞癌

cT1b-T4a, N0-N+[o] →

cT4b[p] →   见 ESOPH-4

---

[a] 参见内镜分期及治疗原则（ESOPH-A）。
[c] 参见病理分析及 HER-2 检测的原则（ESOPH-B）
[d] 参见外科手术的原则（ESOPH-C）。
[g] 参见肿瘤分期（ST-1）。
[m] pTis,pT1a,pT1b 肿瘤分期为诊断性 ER 标本的病理分期。参见内镜分期及治疗原则（ESOPH-A）。
[n] 初始的诊断性 ER 被证实对于某些患者可能是治疗性的,但对于其他患者,在开始随访前可能需要进一步治疗。
[o] 临床前分期不能确定阳性淋巴结的数目。
[p] 针对合适的病人可考虑腔内支架,参见姑息／最佳支持治疗原则（ESOPH-H）

[q] 对于 pTis 和 pT1a 期的 SCC,ER 后消融治疗的证据级别较低。然而,如果有多灶的高级别不典型增生／原位癌,可能需要加行消融治疗。如果所有病变全部切除,可能不需要消融治疗。参见内镜分期及治疗原则（ESOPH-A）。
[r] ER 后消融治疗可用于完全清除残余的不典型增生。
[s] 食管切除术适用于广泛性原位癌（pTis 或 HGD）或 pT1a 患者,尤其是消融治疗或 ER 后消融治疗未充分控制的结节性病变。
[t] 经食管裂孔或经胸,或微创;首选胃重建术。
[u] 对于术后营养支持,空肠造瘘术通常最佳。
[v] 对于拒绝手术的患者,根治性放化疗可成为一个合适的选择,参见（ESOPH-8）。

注:除非特别指出,NCCN 对所有建议均达成 2A 类共识。

临床试验:NCCN 认为任何肿瘤患者都可以在临床试验中得到最佳处理,因此特别鼓励肿瘤患者参加临床试验。

NCCN 指南 2017 年第 4 版食管和食管胃交界部癌

组织学类型	肿瘤分期[g]	临床评估适合治疗患者的初始治疗选择

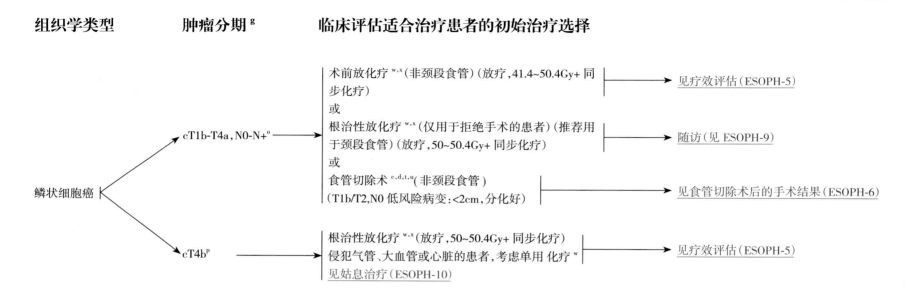

鳞状细胞癌

cT1b-T4a, N0-N+[o]

术前放化疗[w,x]（非颈段食管）（放疗，41.4~50.4Gy+ 同步化疗）
或
根治性放化疗[w,x]（仅用于拒绝手术的患者）（推荐用于颈段食管）（放疗，50~50.4Gy+ 同步化疗）
或
食管切除术[c,d,t,u]（非颈段食管）（T1b/T2,N0 低风险病变：<2cm,分化好）

见疗效评估（ESOPH-5）

随访（见 ESOPH-9）

见食管切除术后的手术结果（ESOPH-6）

cT4b[p]

根治性放化疗[w,x]（放疗，50~50.4Gy+ 同步化疗）
侵犯气管、大血管或心脏的患者，考虑单用 化疗[w]
见姑息治疗（ESOPH-10）

见疗效评估（ESOPH-5）

[c] 参见病理分析及 HER2 检测的原则（ESOPH-B）。
[d] 参见外科手术的原则（ESOPH-C）。
[g] 参见肿瘤分期（ST-1）。
[o] 临床前分期不能确定阳性淋巴结的数目。
[p] 针对合适的病人可考虑腔内支架。
参见姑息／最佳支持治疗原则（ESOPH-H）

[t] 经食管裂孔或经胸，或微创；首选胃重建术。
[u] 对于术后营养支持，空肠造瘘术通常最佳。
[w] 参见全身治疗原则（ESOPH-F）。
[x] 参见放射治疗原则（ESOPH-G）。

注：除非特别指出，NCCN 对所有建议均达成 2A 类共识。
临床试验：NCCN 认为任何肿瘤患者都可以在临床试验中得到最佳处理，因此特别鼓励肿瘤患者参加临床试验。

NCCN 指南 2017 年第 4 版食管和食管胃交界部癌

临床评估适合治疗的鳞状细胞癌患者的初始治疗措施   **疗效评估**   **结果**   **后续治疗**

术前放化疗 [w,x]
- PET/CT（首选）或 PET [y]
- 胸 / 腹部增强 CT,临床有指征的远处病变行盆腔 CT（若已行 PET/CT,则不要求）
- 上消化道内镜检查及活检 [z]（若拟行手术,可选做）

没有肿瘤证据 [aa]
- 食管切除术 [c,d,t,u] → 见食管切除术后的外科结果（ESOPH-7）
- 或
- 观察 [aa]（2B 类）见随访（ESOPH-9）

持续性局部病变
- 食管切除术 [c,d,t,u]（首选）→ 见食管切除术后的外科结果（ESOPH-7）
- 或
- 参见姑息治疗（ESOPH-10）

不可切除 或 转移性病变 → 见姑息治疗（ESOPH–10）

根治性放化疗 [w,x]
- PET/CT（首选）或 PET [y]
- 胸 / 腹部增强 CT,临床有指征的远处病变行盆腔 CT（若已行 PET/CT,则不要求）
- 上消化道内镜检查及活检 [z]

没有肿瘤证据 [aa] → 观察 [aa]

持续性局部病变
- 食管切除术 [c,d,u]
- 或
- 见姑息治疗（ESOPH-10）

→ 随访（见 ESOPH-9）

新发转移性病灶 → 见姑息治疗（ESOPH–10）

[c] 参见病理分析及 HER2 检测的原则（ESOPH-B）。
[d] 参见外科手术的原则（ESOPH-C）。
[t] 经食管裂孔或经胸,或微创;首选胃重建术。
[u] 对于术后营养支持,空肠造瘘术通常最佳。
[w] 参见全身治疗原则（ESOPH-F）。

[x] 参见放射治疗原则（ESOPH-G）。
[y] 术前治疗完成后 5~8 周进行评估。
[z] 参见治疗后随诊监测——内镜分期及治疗原则（ESOPH-A 4/5）。
[aa] 若考虑对潜在可手术的患者进行观察,应行上消化道内镜检查及活检。

注:除非特别指出,NCCN 对所有建议均达成 2A 类共识。
临床试验:NCCN 认为任何肿瘤患者都可以在临床试验中得到最佳处理,因此特别鼓励肿瘤患者参加临床试验。

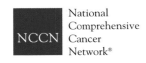
鳞状细胞癌的手术结果 / 临床病理发现（患者未接受过术前放化疗或化疗）　　**肿瘤分类 [g]**　　　　**术后治疗**

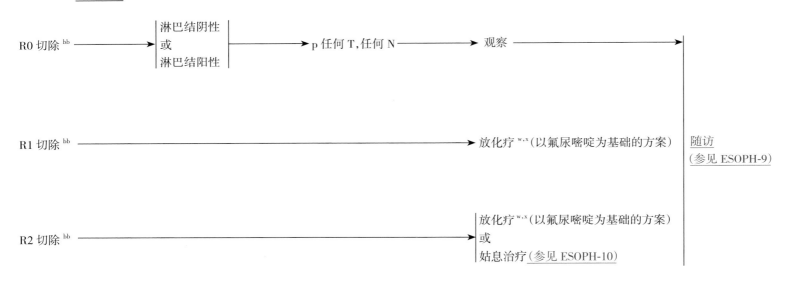

R0 切除 [bb] → 淋巴结阴性 或 淋巴结阳性 → p 任何 T, 任何 N → 观察

R1 切除 [bb] → 放化疗 [w,x]（以氟尿嘧啶为基础的方案）

R2 切除 [bb] → 放化疗 [w,x]（以氟尿嘧啶为基础的方案）或 姑息治疗（参见 ESOPH-10）

随访（参见 ESOPH-9）

[g] 参见肿瘤分期（ST-1）。
[w] 参见全身治疗原则（ESOPH-F）。
[x] 参见放射治疗原则（ESOPH-G）。
[bb] R0= 切缘无癌残留；R1= 显微镜下癌残留；R2= 肉眼癌残留或 M1。

注：除非特别指出，NCCN 对所有建议均达成 2A 类共识。
临床试验：NCCN 认为任何肿瘤患者都可以在临床试验中得到最佳处理，因此特别鼓励肿瘤患者参加临床试验。

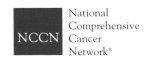
鳞状细胞癌的手术结果 / 临床病理发现(患者已接受过术前放化疗或化疗)　　　　　　肿瘤分类 [g,cc]　　　　　术后治疗

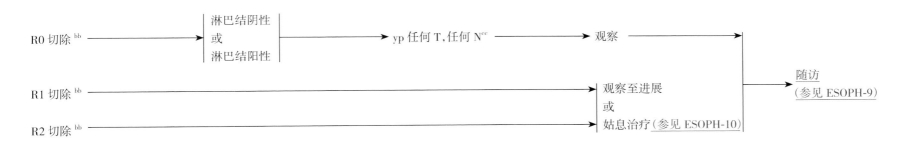

---

[g]　参见肿瘤分期(ST-1)。

[bb]　R0= 切缘无癌残留;R1= 显微镜下癌残留;R2= 肉眼癌残留或 M1。

[cc]　前缀 yp 用于指示经过术前治疗后的分期。

注:除非特别指出,NCCN 对所有建议均达成 2A 类共识。

临床试验:NCCN 认为任何肿瘤患者都可以在临床试验中得到最佳处理,因此特别鼓励肿瘤患者参加临床试验。

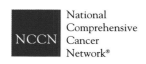

鳞状细胞癌患者的肿瘤分类 [g]

非手术患者的治疗 [l]

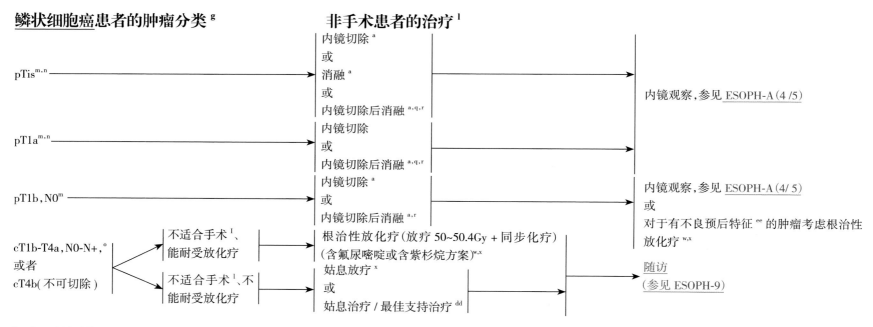

pTis [m,n] ——→ 内镜切除 [a] 或 消融 [a] 或 内镜切除后消融 [a,q,r] ——→ 内镜观察,参见 ESOPH-A（4/5）

pT1a [m,n] ——→ 内镜切除 或 内镜切除后消融 [a,q,r]

pT1b,N0 [m] ——→ 内镜切除 [a] 或 内镜切除后消融 [a,r] ——→ 内镜观察,参见 ESOPH-A（4/5） 或 对于有不良预后特征 [ee] 的肿瘤考虑根治性放化疗 [w,x]

cT1b-T4a,N0-N+, [o] 或者 cT4b（不可切除）

不适合手术 [l]、能耐受放化疗 ——→ 根治性放化疗（放疗 50~50.4Gy + 同步化疗）（含氟尿嘧啶或含紫杉烷方案）[w,x]

不适合手术 [l]、不能耐受放化疗 ——→ 姑息放疗 [x] 或 姑息治疗 / 最佳支持治疗 [dd]

随访（参见 ESOPH-9）

---

[a] 参见内镜分期及治疗原则（ESOPH-A）。

[g] 参见肿瘤分期（ST-1）。

[l] 不能耐受大手术的患者或可以耐受但拒绝手术的患者。

[m] pTis,pT1a,pT1b 肿瘤分期为诊断性 ER 标本的病理分期。参见内镜分期及治疗原则（ESOPH-A）。

[n] 初始的诊断性 ER 对于某些患者可能被证实为是治疗性的,但对于其他患者,在开始随访前可能需要进一步治疗。

[o] 临床前分期不能确定阳性淋巴结的数目。

[q] 对于 pTis 和 pT1a,ER 后 SCC 消融治疗的证据级别较低。然而,如果有多灶的高级别不典型增生 / 原位癌,可能需要加行消融治疗。如果所有病变全部切除,可能不需要消融治疗。参见内镜分期及治疗原则（ESOPH-A）。

[r] ER 后消融治疗可用于完全清除残余的不典型增生。

[w] 参见全身治疗原则（ESOPH-F）。

[x] 参见放射治疗原则（ESOPH-G）。

[dd] 参见姑息 / 最佳支持治疗原则（ESOPH-H）。

[ee] 不良预后特征包括淋巴血管受侵（LVI）、组织学分化差、切缘阳性、和（或）肿瘤最大径≥2cm。

注:除非特别指出,NCCN 对所有建议均达成 2A 类共识。

临床试验:NCCN 认为任何肿瘤患者都可以在临床试验中得到最佳处理,因此特别鼓励肿瘤患者参加临床试验。

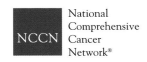

NCCN 指南 2017 年第 4 版食管和食管胃交界部癌

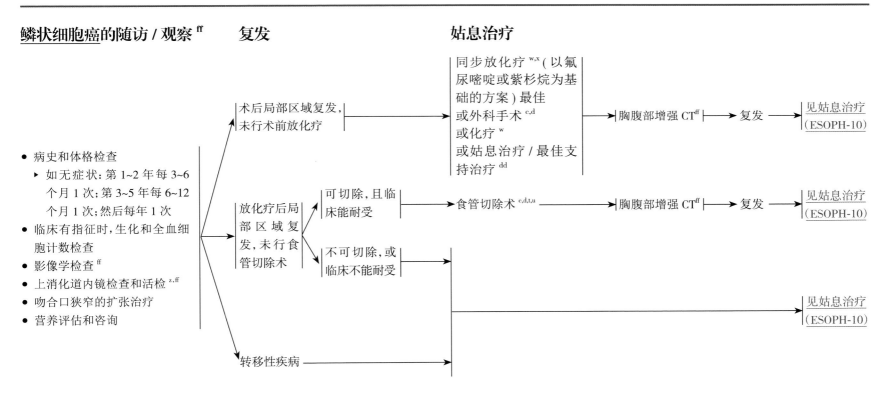

鳞状细胞癌的随访 / 观察[ff]　　　**复发**　　　　　　　　　　　　　**姑息治疗**

- 病史和体格检查
  - ‣ 如无症状：第 1~2 年每 3~6 个月 1 次；第 3~5 年每 6~12 个月 1 次；然后每年 1 次
- 临床有指征时，生化和全血细胞计数检查
- 影像学检查[ff]
- 上消化道内镜检查和活检[z,ff]
- 吻合口狭窄的扩张治疗
- 营养评估和咨询

术后局部区域复发，未行术前放化疗 → 同步放化疗[w,x]（以氟尿嘧啶或紫杉烷为基础的方案）最佳 或外科手术[c,d] 或化疗[w] 或姑息治疗 / 最佳支持治疗[dd] → 胸腹部增强 CT[ff] → 复发 → 见姑息治疗（ESOPH-10）

放化疗后局部区域复发，未行食管切除术 → 可切除，且临床能耐受 → 食管切除术[c,d,t,u] → 胸腹部增强 CT[ff] → 复发 → 见姑息治疗（ESOPH-10）

不可切除，或临床不能耐受 → 见姑息治疗（ESOPH-10）

转移性疾病 →

---

[c] 参见病理分析及 HER2 检测的原则 (ESOPH-B)。
[d] 参见外科手术的原则 (ESOPH-C)。
[t] 经食管裂孔或经胸，或微创；首选胃重建术。
[u] 对于术后营养支持，空肠造瘘术通常最佳。
[w] 参见全身治疗原则 (ESOPH-F)。

[x] 参见放射治疗原则 (ESOPH-G)。
[z] 参见治疗后随诊监测——内镜分期及治疗原则 (ESOPH-A 4/5)。
[dd] 参见姑息 / 最佳支持治疗原则 (ESOPH-H)。
[ff] 参见随访原则 (ESOPH-I)。

注：除非特别指出，NCCN 对所有建议均达成 2A 类共识。
临床试验：NCCN 认为任何肿瘤患者都可以在临床试验中得到最佳处理，因此特别鼓励肿瘤患者参加临床试验。

NCCN 指南 2017 年第 4 版食管和食管胃交界部癌

鳞状细胞癌　　　　　　**体能状态**　　　　　　　　　　　　**姑息治疗**

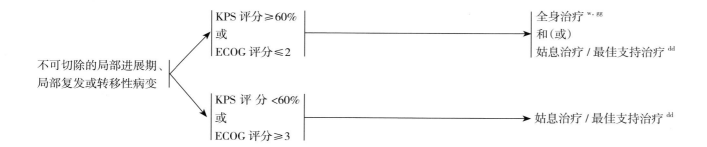

不可切除的局部进展期、
局部复发或转移性病变

KPS 评分≥60%
或
ECOG 评分≤2

全身治疗 [w, gg]
和（或）
姑息治疗 / 最佳支持治疗 [dd]

KPS 评分 <60%
或
ECOG 评分≥3

姑息治疗 / 最佳支持治疗 [dd]

[v] 参见全身治疗原则（ESOPH-F）。
[dd] 参见姑息 / 最佳支持治疗原则（ESOPH-H）。
[gg] 两种序贯治疗方案后的进一步治疗需要根据行为状态和可参加的临床试验。

返回"随访和复发"
（ESOPH-9）

注：除非特别指出，NCCN 对所有建议均达成 2A 类共识。
临床试验：NCCN 认为任何肿瘤患者都可以在临床试验中得到最佳处理，因此特别鼓励肿瘤患者参加临床试验。

组织学　　　临床分期 ^{g}　　　附加评估（根据临床指征）

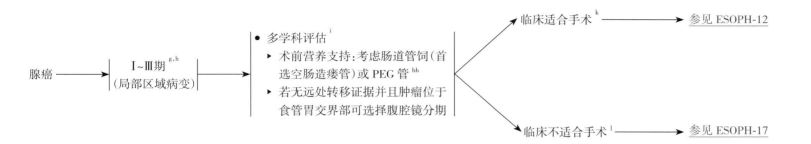

腺癌 ⟶ I～III期 ^{g,h}（局部区域病变）⟶
- 多学科评估 ^{i}
  - ▸ 术前营养支持：考虑肠道管饲（首选空肠造瘘管）或 PEG 管 ^{hh}
  - ▸ 若无远处转移证据并且肿瘤位于食管胃交界部可选择腹腔镜分期

临床适合手术 ^{k} ⟶ 参见 ESOPH-12

临床不适合手术 ^{l} ⟶ 参见 ESOPH-17

---

^{g}　参见肿瘤分期（ST-1）。

^{h}　食管胃交界部癌腹腔淋巴结转移或仍考虑多学科治疗。

^{i}　参见胃食管癌多学科治疗原则（ESOPH-E）。

^{k}　全身状况能够耐受大型手术。

^{l}　全身状况不合适手术的患者或虽然适合但拒绝手术的患者。

^{hh}　PEG 置管之前建议咨询多学科专家意见。

注：除非特别指出，NCCN 对所有建议均达成 2A 类共识。

临床试验：NCCN 认为任何肿瘤患者都可以在临床试验中得到最佳处理，因此特别鼓励肿瘤患者参加临床试验。

NCCN 指南 2017 年第 4 版食管和食管胃交界部癌

肿瘤分类[g]

临床适合治疗患者的初始治疗

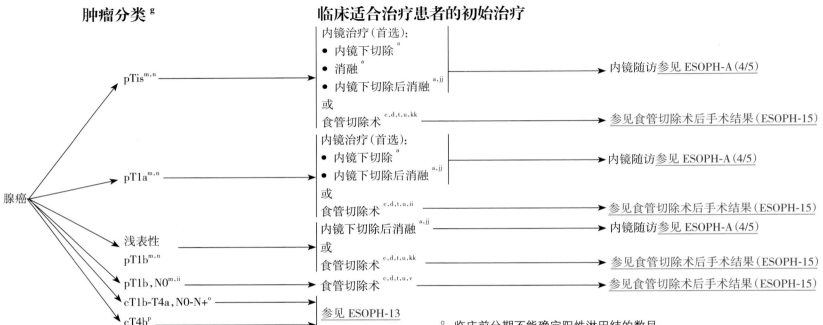

pTis[m,n]

内镜治疗 (首选):
- 内镜下切除[a]
- 消融[a]
- 内镜下切除后消融[a,jj]

或

食管切除术[c,d,t,u,kk] ────→ 参见食管切除术后手术结果 (ESOPH-15)

内镜随访参见 ESOPH-A (4/5)

pT1a[m,n]

内镜治疗 (首选):
- 内镜下切除[a]
- 内镜下切除后消融[a,jj]

或

食管切除术[c,d,t,u,ii] ────→ 参见食管切除术后手术结果 (ESOPH-15)

内镜随访参见 ESOPH-A (4/5)

腺癌

浅表性
pT1b[m,n]

内镜下切除后消融[a,jj] ────→ 内镜随访参见 ESOPH-A (4/5)

或

食管切除术[c,d,t,u,kk] ────→ 参见食管切除术后手术结果 (ESOPH-15)

pT1b, N0[m,ii] ──── 食管切除术[c,d,t,u,v] ────→ 参见食管切除术后手术结果 (ESOPH-15)

cT1b-T4a, N0-N+[o] ────

cT4b[p] ────

参见 ESOPH-13

---

[a] 参见内镜分期及治疗原则 (ESOPH-A)。

[c] 参见病理分析及 HER2 检测的原则 (ESOPH-B)。

[d] 参见外科手术的原则 (ESOPH-C)。

[g] 参见肿瘤分期 (ST-1)。

[m] pTis,pT1a,pT1b 肿瘤分期为诊断性 ER 标本的病理分期。参见内镜分期及治疗原则 (ESOPH-A)。

[n] 初始的诊断性 ER 被证实对于某些患者可能是治疗性的,但对于其他患者,在开始随访前可能需要进一步治疗。

[o] 临床前分期不能确定阳性淋巴结的数目。

[p] 针对合适的病人可考虑腔内支架,参见姑息 / 最佳支持治疗原则 (ESOPH-H)。

[t] 经食管裂孔或经胸,或微创;首选胃重建术。

[u] 对于术后营养支持,空肠造瘘术通常最佳。

[v] 对于拒绝手术的患者,根治性放化疗可成为一个合适的选择,参见 (ESOPH-17)。

[ii] 部分患者可以考虑诊断性内镜切除以明确病理分期并治疗。

[jj] 内镜切除后消融完全根除异常增生或 Barrett 上皮。

[kk] 食管癌切除术适用于广泛的原位癌 (原位癌或重度不典型增生),pT1a,或浅表性 pT1b 病变,尤其是消融或者内镜切除后消融无法充分控制的结节性病变患者。

注:除非特别指出,NCCN 对所有建议均达成 2A 类共识。

临床试验:NCCN 认为任何肿瘤患者都可以在临床试验中得到最佳处理,因此特别鼓励肿瘤患者参加临床试验。

肿瘤分类 [g]　　　　　　**临床适合治疗患者的初始治疗**

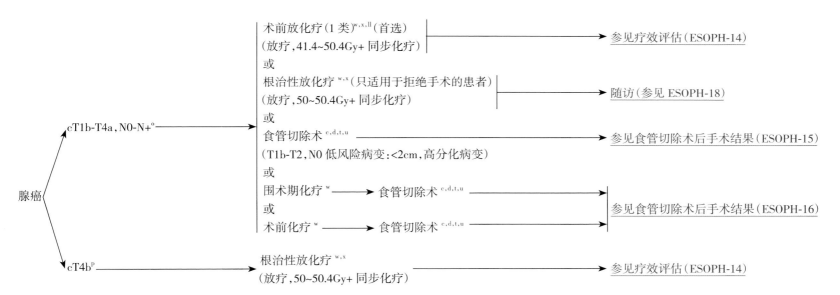

cT1b-T4a,N0-N+[o]

- 术前放化疗（1 类）[w,x,II]（首选）
  （放疗,41.4~50.4Gy+ 同步化疗）　　→　参见疗效评估（ESOPH-14）
- 或
- 根治性放化疗 [w,x]（只适用于拒绝手术的患者）
  （放疗,50~50.4Gy+ 同步化疗）　　→　随访（参见 ESOPH-18）
- 或
- 食管切除术 [c,d,t,u]　　→　参见食管切除术后手术结果（ESOPH-15）
  （T1b-T2,N0 低风险病变:<2cm,高分化病变）
- 或
- 围术期化疗 [w] → 食管切除术 [c,d,t,u]　→　参见食管切除术后手术结果（ESOPH-16）
- 或
- 术前化疗 [w] → 食管切除术 [c,d,t,u]

腺癌

cT4b[p]
- 根治性放化疗 [w,x]
  （放疗,50~50.4Gy+ 同步化疗）　→　参见疗效评估（ESOPH-14）

---

[c] 参见病理分析及 HER2 检测的原则（ESOPH-B）。

[d] 参见外科手术的原则（ESOPH-C）。

[g] 参见肿瘤分期（ST-1）。

[o] 临床前分期无法确定阳性淋巴结数目。

[p] 针对合适的病人可考虑腔内支架,参见姑息／最佳支持治疗原则（ESOPH-H）

[t] 经食管裂孔或经胸,或微创;推荐胃重建术。

[u] 通常推荐空肠造口营养或术后营养支持。

[w] 参见全身治疗原则（ESOPH-F）。

[x] 参见放射治疗原则（ESOPH-G）。

[II] 对于 EGJ 而言术前放化疗（1 级分类）推荐级别优于术前化疗。(van Hagen P, Hulshof MC, van Lanschot JJ, et al. CROSS Group. Preoperative chemoradiotherapy for esophageal or junctional cancer.N Engl J Med, 2012, 366:2074–2084)

注:除非特别指出,NCCN 对所有建议均达成 2A 类共识。

临床试验:NCCN 认为任何肿瘤患者都可以在临床试验中得到最佳处理,因此特别鼓励肿瘤患者参加临床试验。

NCCN 指南 2017 年第 4 版食管和食管胃交界部癌

临床评估适合治疗的腺癌患者的初始治疗措施

疗效评估

结果

后续治疗

术前放化疗 [w,x]

- PET/CT(首选)或 PET [y]
- 胸 / 腹部增强 CT,临床有指征的行盆腔 CT 查找远处病变(若已行 PET/CT,则不要求)
- 上消化道内镜检查及活检 [z](若拟行手术,可选做)

→ 没有肿瘤证据 [aa] →
食管切除术 [c,d,t,u]
或
观察 [aa](2B 类)
见随访(ESOPH-18)
→ 见食管切除术后的外科结果(ESOPH-16)

→ 持续性局部病变 →
食管切除术 [c,d,t,u](首选)
或
参见姑息治疗(ESOPH-19)
→ 见食管切除术后的外科结果(ESOPH-16)

→ 不可切除或转移性病变 → 见姑息治疗(ESOPH-19)

根治性放化疗 [w,x]

- PET/CT(首选)或 PET [y]
- 胸 / 腹部增强 CT,临床有指征的行盆腔 CT 查找远处病变(若已行 PET/CT,则不要求)
- 上消化道内镜检查及活检 [z](若拟行手术,可选做)

→ 没有肿瘤证据 [aa] → 观察 [aa]
→ 随访(见 ESOPH-18)

→ 持续性局部病变 →
食管切除术 [c,d,u]
或
见姑息治疗(ESOPH-19)
→ 随访(见 ESOPH-18)

→ 新发转移性病灶 → 见姑息治疗(ESOPH-19)

---

[c] 参见病理分析及 HER2 检测的原则(ESOPH-B)。
[d] 参见外科手术的原则(ESOPH-C)。
[t] 经食管裂孔或经胸,或微创;首选胃重建术。
[u] 对于术后营养支持,空肠造瘘术通常最佳。
[w] 参见全身治疗原则(ESOPH-F)。

[x] 参见放射治疗原则(ESOPH-G)。
[y] 术前治疗完成后 5~8 周进行评估。
[z] 参见治疗后随诊监测——内镜分期及治疗原则(ESOPH-A 4/5)。
[aa] 若考虑对潜在可手术的患者进行观察,应行上消化道内镜检查及活检。

注:除非特别指出,NCCN 对所有建议均达成 2A 类共识。
临床试验:NCCN 认为任何肿瘤患者都可以在临床试验中得到最佳处理,因此特别鼓励肿瘤患者参加临床试验。

NCCN 指南 2017 年第 4 版食管和食管胃交界部癌

食管腺癌外科手术结果 / 临床病理发现（未接受术前放化疗或化疗的患者）   肿瘤分类 [g]   术后治疗

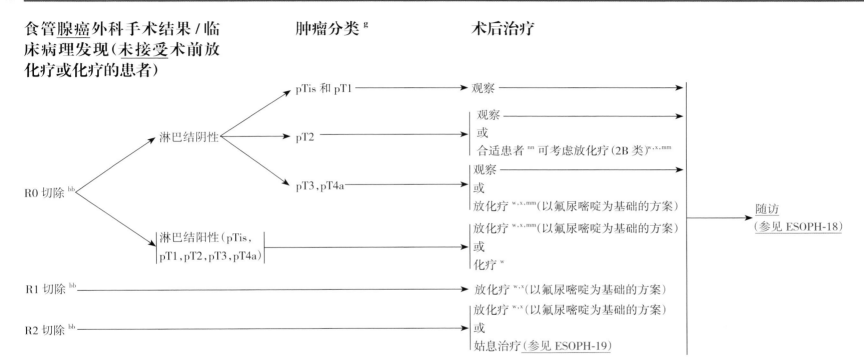

^g 肿瘤分类参见肿瘤分期（ST-1）。

^w 参见全身治疗原则（ESOPH-F）。

^x 参见放射治疗原则（ESOPH-G）。

^{bb} R0= 切缘无癌残留，R1= 镜下可见癌残留，R2= 肉眼可见癌残留或 M1。

^{mm} Smalley SR，Benedetti JK，Haller DG，et al. Updated analysis of SWOG-directed intergroup study 0116: a phase III trial of adjuvant radiochemotherapy versus observation after curative gastric cancer resection. J Clin Oncol 2012;30:2327-2333. 参见全身治疗原则（ESOPH-F）。

ⁿⁿ 高危的下段食管或食管胃交界部腺癌患者考虑放化疗。高危特征包括分化差或高级别癌、淋巴血管侵犯、神经侵犯或年龄小于 50 岁．

注：除非特别指出，NCCN 对所有建议均达成 2A 类共识。

临床试验：NCCN 认为任何肿瘤患者都可以在临床试验中得到最佳处理，因此特别鼓励肿瘤患者参加临床试验。

NCCN 指南 2017 年第 4 版食管和食管胃交界部癌

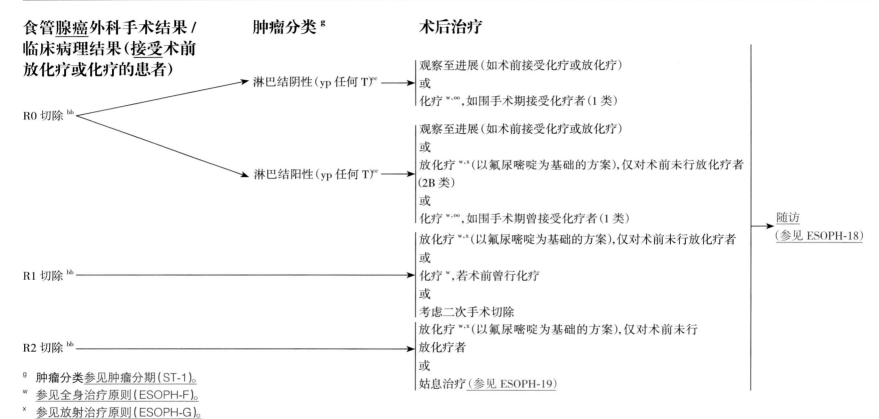

**食管腺癌外科手术结果 /
临床病理结果（接受术前
放化疗或化疗的患者）**

肿瘤分类 [g]

术后治疗

R0 切除 [bb]

淋巴结阴性（yp 任何 T）[cc] ⟶
观察至进展（如术前接受化疗或放化疗）
或
化疗 [w,oo]，如围手术期接受化疗者（1 类）

淋巴结阳性（yp 任何 T）[cc] ⟶
观察至进展（如术前接受化疗或放化疗）
或
放化疗 [w,x]（以氟尿嘧啶为基础的方案），仅对术前未行放化疗者
（2B 类）
或
化疗 [w,oo]，如围手术期曾接受化疗者（1 类）

R1 切除 [bb] ⟶
放化疗 [w,x]（以氟尿嘧啶为基础的方案），仅对术前未行放化疗者
或
化疗 [w]，若术前曾行化疗
或
考虑二次手术切除

R2 切除 [bb] ⟶
放化疗 [w,x]（以氟尿嘧啶为基础的方案），仅对术前未行
放化疗者
或
姑息治疗（参见 ESOPH-19）

随访
（参见 ESOPH-18）

[g] 肿瘤分类参见肿瘤分期（ST-1）。
[w] 参见全身治疗原则（ESOPH-F）。
[x] 参见放射治疗原则（ESOPH-G）。
[bb] R0= 切缘无癌残留，R1= 镜下可见癌残留，R2= 肉眼可见癌残留或 M1。
[cc] 前缀 "yp" 用于指示经过术前治疗后的分期。
[oo] Ychou M，Boige V，Pignon J-P，et al. Perioperative chemotherapy compared with surgery alone for resectable gastroesophageal adenocarcinoma: an FNCLCC and FFCD multicenter phase III trial. J Clin Oncol 2011;29:1715-1721.

注：除非特别指出，NCCN 对所有建议均达成 2A 类共识。
临床试验：NCCN 认为任何肿瘤患者都可以在临床试验中得到最佳处理，因此特别鼓励肿瘤患者参加临床试验。

腺癌患者的肿瘤分期 [g]

非手术患者的治疗 [l]

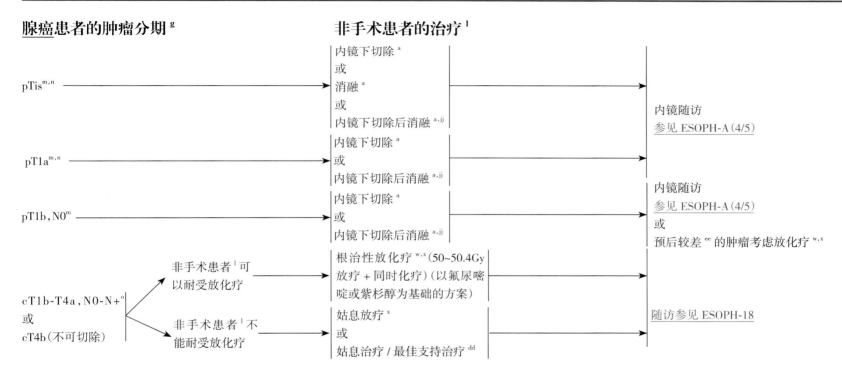

pTis[m,n] ——————→ 内镜下切除 [a]
或
消融 [a]
或
内镜下切除后消融 [a,jj] ——————→ 内镜随访
参见 ESOPH-A (4/5)

pT1a[m,n] ——————→ 内镜下切除 [a]
或
内镜下切除后消融 [a,jj] ——————→

pT1b, N0[m] ——————→ 内镜下切除 [a]
或
内镜下切除后消融 [a,jj] ——————→ 内镜随访
参见 ESOPH-A (4/5)
或
预后较差 [ee] 的肿瘤考虑放化疗 [w,x]

cT1b-T4a, N0-N+[o]
或
cT4b (不可切除)

→ 非手术患者 [l] 可以耐受放化疗 → 根治性放化疗 [w,x] (50~50.4Gy 放疗 + 同时化疗) (以氟尿嘧啶或紫杉醇为基础的方案) ——————→

→ 非手术患者 [l] 不能耐受放化疗 → 姑息放疗 [x]
或
姑息治疗 / 最佳支持治疗 [dd] ——————→ 随访参见 ESOPH-18

[a] 参见内镜分期及治疗原则 (ESOPH-A)。
[g] 肿瘤分类参见肿瘤分期 (ST-1)。
[l] 全身状况不适合的患者或全身状况适合但拒绝手术的患者
[m] 由内镜下切片决定 pTis, pT1a, pT1b 等肿瘤分期, 参见内镜分期及治疗原则 (ESOPH-A)。
[n] 对某些患者而言初始的诊断性的内镜下切除可能具有治疗效果, 但对于其他患者, 必须要在监测开始之前给予进一步的治疗。
[o] 临床前分期并不能确定阳性结节的数目

[w] 参见全身治疗原则 (ESOPH-F)。
[x] 参见放疗治疗原则 (ESOPH-G)。
[dd] 参见姑息 / 最佳支持治疗原则 (ESOPH-H)。
[ee] 预后较差的特征包括淋巴血管侵犯 (LVI), 组织学的较差分化, 切缘阳性和 (或) 最大肿瘤直径 ≥ 2cm。
[jj] 消融后的内镜下切除可能用于完整消灭残留的异型增生或 Barrett 上皮。

注: 除非特别指出, NCCN 对所有建议均达成 2A 类共识。

临床试验: NCCN 认为任何肿瘤患者都可以在临床试验中得到最佳处理, 因此特别鼓励肿瘤患者参加临床试验。

NCCN 指南 2017 年第 4 版食管和食管胃交界部癌

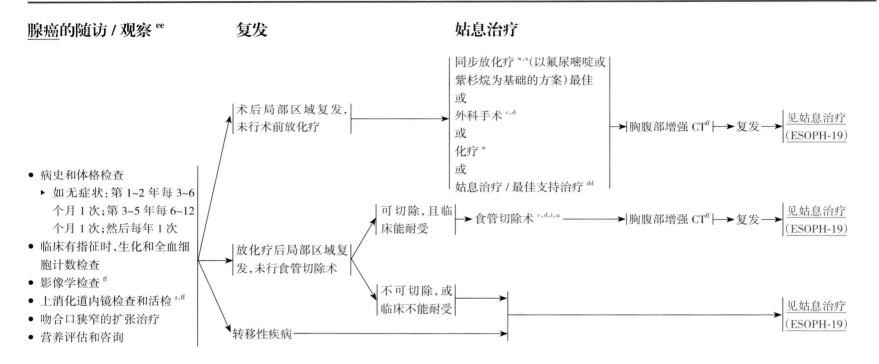

腺癌的随访 / 观察 ee

复发

姑息治疗

- 病史和体格检查
  - ▸ 如无症状:第 1~2 年每 3~6 个月 1 次;第 3~5 年每 6~12 个月 1 次;然后每年 1 次
- 临床有指征时,生化和全血细胞计数检查
- 影像学检查 ff
- 上消化道内镜检查和活检 z,ff
- 吻合口狭窄的扩张治疗
- 营养评估和咨询

术后局部区域复发,未行术前放化疗 → 同步放化疗 w,x (以氟尿嘧啶或紫杉烷为基础的方案) 最佳 或 外科手术 c,d 或 化疗 w 或 姑息治疗 / 最佳支持治疗 dd → 胸腹部增强 CT ff → 复发 → 见姑息治疗 (ESOPH-19)

放化疗后局部区域复发,未行食管切除术 → 可切除,且临床能耐受 → 食管切除术 c,d,t,u → 胸腹部增强 CT ff → 复发 → 见姑息治疗 (ESOPH-19)

不可切除,或临床不能耐受 → 见姑息治疗 (ESOPH-19)

转移性疾病 → 见姑息治疗 (ESOPH-19)

---

c 参见病理分析及 HER2 检测的原则 (ESOPH-B)。
d 参见外科手术的原则 (ESOPH-C)。
t 经食管裂孔或经胸,或微创;首选胃重建术。
u 对于术后营养支持,空肠造瘘术通常最佳。
w 参见全身治疗原则 (ESOPH-F)。

x 参见放射治疗原则 (ESOPH-G)。
z 参见治疗后随访监测——内镜分期及治疗原则 (ESOPH-A 4/5)。
dd 参见姑息 / 最佳支持治疗原则 (ESOPH-H)。
ff 参见随访原则 (ESOPH-I)。

注:除非特别指出,NCCN 对所有建议均达成 2A 类共识。
临床试验:NCCN 认为任何肿瘤患者都可以在临床试验中得到最佳处理,因此特别鼓励肿瘤患者参加临床试验。

腺癌　　　　　　　　体能状态　　　　　　　　　　姑息治疗

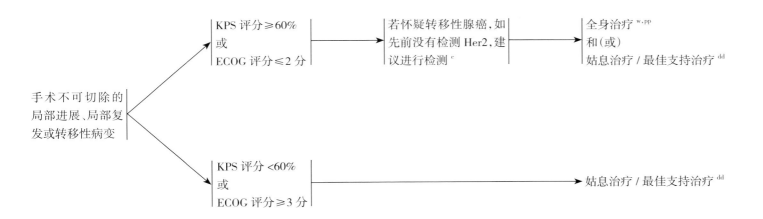

手术不可切除的局部进展、局部复发或转移性病变

KPS 评分 ≥60%
或
ECOG 评分 ≤2 分
→ 若怀疑转移性腺癌,如先前没有检测 Her2,建议进行检测 ᶜ
→ 全身治疗 ʷ·ᵖᵖ
和(或)
姑息治疗 / 最佳支持治疗 ᵈᵈ

KPS 评分 <60%
或
ECOG 评分 ≥3 分
→ 姑息治疗 / 最佳支持治疗 ᵈᵈ

ᶜ 参见病理分析及 HER2 检测的原则(ESOPH-B)。
ʷ 参见全身治疗原则(ESOPH-F)。
ᵈᵈ 参见姑息 / 最佳支持治疗原则(ESOPH-H)。
ᵖᵖ 两种序贯治疗后的治疗方案应根据体力状态和可提供的临床试验决定。

返回"随访及复发"
(ESOPH18)

注:除非特别指出,NCCN 对所有建议均达成 2A 类共识。
临床试验:NCCN 认为任何肿瘤患者都可以在临床试验中得到最佳处理,因此特别鼓励肿瘤患者参加临床试验。

ESOPH-19

内镜分期及治疗原则

内镜已经成为食管和食管胃交界部（EGJ）癌患者诊断、分期、治疗和随访监测的重要工具。尽管有些内镜诊疗无需麻醉，但大多数内镜操作需要在由内镜医师、护士提供的清醒镇静下或由内镜医师、护士、麻醉护士或麻醉医师提供的深层麻醉（监护下麻醉）下进行。部分患者在内镜操作过程中有误吸风险而需要全身麻醉。

诊断

- 诊断和随访监测时内镜检查的目的是确定食管肿瘤的存在和位置，并且对可疑病灶进行活检。因此，一次完整的内镜检查应包括上述内容。
- 肿瘤距门齿及 EGJ 的距离、肿瘤的长度、环周侵犯程度以及梗阻程度均应详细记录以利于制订治疗计划。如果存在 Barrett 食管，应根据 Prague 标准[1] 描述病变的位置、长度以及环周侵犯程度，并且黏膜结节应仔细记录。
- 高分辨率内镜成像和窄带成像是目前常用的图像增强手段，有助于提高发生在 Barrett 及非 Barrett 食管内和胃内病变的检出[2]。
- 使用标准内镜活检钳行多点活检（6~8 块），可为病理学提供充足组织标本[3]。而对于 Barrett 食管，推荐使用较大的活检钳以发现潜在的非典型增生[4]。
- 内镜切除（ER）适用于局灶结节型的早期病变，可以准确判断侵犯深度、分化程度以及是否存在血管和 / 或淋巴管侵犯[5]。ER 可用于评估 Barrett 食管伴随高级别非典型增生（HGD）和片状鳞状上皮化生，特别是存在结节或溃疡的区域。病理医师应提供肿瘤侵犯深度（至黏膜固有层、黏膜肌层或黏膜下层），血管、神经结构受侵犯程度，以及侧切缘及基底切缘是否存在肿瘤或者非典型增生。对于下述病变 ER 被认为可能是治愈性的：直径小于或等于 2cm、完全切除且组织病理学评估证明高或中分化、浸润深度不超过黏膜下层浅层、无淋巴脉管浸润（lymphovascular invasion，LVI）、并且基底切缘和侧切缘无肿瘤残存[6,7,8]。
- 在食管病变的初始诊断中，通过刷片或冲洗获得的细胞学结果是远远不够的。

转下页

注：除非特别指出，NCCN 对所有建议均达成 2A 类共识。

临床试验：NCCN 认为任何肿瘤患者都可以在临床试验中得到最佳处理，因此特别鼓励肿瘤患者参加临床试验。

ESOPH-A

内镜分期及治疗原则

分期

- 采用超声内镜（EUS）在肿瘤性疾病接受治疗前进行初始临床分期非常重要。仔细观察超声图像可提供肿瘤侵犯深度（T 分期）、异常或肿大淋巴结（N 分期）等信息，偶尔还能发现远处扩散的证据，比如对邻近器官的侵犯（M 分期）。[9]

- 食管管壁的低回声（暗）区扩大可提示肿瘤的部位，正常管壁结构层次的逐层消失与病变浸润深度一致，可反映出 T 分期。1~3 层暗区扩大提示浅表、黏膜深层及黏膜下层的肿瘤浸润，为 T1 期。仅仅是孤立的黏膜层增厚较难识别，由此降低了 EUS 对于表浅病变的灵敏度。同样，常规 7.5~12MHz EUS 内镜，由于分辨率较低，难以准确区分肿瘤侵至黏膜肌层、黏膜下浅层或深层。[9,10] 1~4 层暗区扩大提示固有肌层浸润，为 T2 期，暗区扩大超出固有肌层外侧光滑外缘时提示外膜受累，为 T3 期。肿瘤与周围组织器官（如胸膜、膈肌和心包）交界界面的亮色组织消失提示 T4a 期。侵犯周围结构（如气管、主动脉、肺、心、肝或胰腺）提示 T4b 期。

- 对于小于等于 2cm 的结节状病变，推荐内镜切除，因为这样能够得到比 EUS 更精确的浸润深度评估。[10] 根据切除后标本的最终病理结果，评估内镜切除是否治愈，还是需要进一步接受切除或消融治疗。

- 超声内镜很容易检测纵隔及胃周淋巴结，肿大、低回声（暗）、均质、圆形、边界清晰等这些特点能够提示恶性或者炎性淋巴结的存在。综合这些特征或者联合应用针吸活检（fine-needle aspiration，FNA）行细胞学评估可大幅提高诊断的准确性。[11] 如淋巴结性质会影响治疗决策，并且穿刺不会经过肿瘤或大血管区，则应行 FNA。在行食管胃十二指肠镜（EGD）及 EUS-FNA 前，如果可以，回顾 CT 和 PET 扫描结果，可以充分了解淋巴结分布。

- 伴随梗阻的肿瘤行 EUS 分期时，穿孔风险增加。经导丝 EUS 探头或者小探头 EUS 可降低分期时的风险。对于特殊病例，为行全面的分期检查可扩张恶性狭窄处，但扩张时穿孔风险增加。

转下页

注：除非特别指出，NCCN 对所有建议均达成 2A 类共识。

临床试验：NCCN 认为任何肿瘤患者都可以在临床试验中得到最佳处理，因此特别鼓励肿瘤患者参加临床试验。

ESOPH-A

内镜分期及治疗原则

初始治疗

- 内镜治疗的目的[内镜黏膜切除术(EMR)、内镜黏膜下剥离术(ESD),和 / 或消融]是能够彻底清除早期病变(原位癌、pT1a,部分无 LVI 的表浅 pT1b)和癌前病变(Barrett 食管)。

- 早期病变(原位癌,也称 HGD)需要全面评估,包括评估结节的存在、侧方生长并排除多灶性疾病,同时对于高风险病例需通过超声内镜除外淋巴结转移。应用内镜治疗前[例如射频消融(RFA)、冷冻消融、光动力疗法(PDT)和 / 或 ER],这个评估非常重要 [12-15]。结节区或者溃疡最好行切除而不是消融。完全平坦的小的(≤2cm)鳞状上皮 HGD/ 原位癌、伴平坦型 HGD 的 Barrett 食管也应行内镜切除,以得到更准确的病理学评估。较大的平坦型病变可行 ER,但并发症风险增高。这类病变可行单独的消融治疗,但单纯消融治疗鳞状细胞 HGD 的资料非常有限 [12,13,16-19]。

- 病理证实为局限于黏膜固有层或黏膜肌层(pT1a)、或黏膜下层浅层(pT1b)并且没有淋巴结转移证据、淋巴脉管侵犯(LVI)、分化差证据的病变可以完全使用内镜治疗 [20-22]。对于肿瘤较大或是侵犯较深的患者,外科医师应与患者进行全面细致的讨论,讨论食管切除术的相对风险与并发淋巴结病变的可能性。对于 ER 术后的残余 Barrett 食管病变,应行消融治疗 [17]。Barrett 食管的根治可以在初始治疗时通过大面积 EMR(widefield EMR)或者 ESD 完成,如必要时,应完整切除表浅肿瘤或者最大径≤2cm 的结节状黏膜隆起 [23]。

- 对 ER 术后的鳞状细胞癌(SCC)进行消融治疗的证据级别较低。不过,对于食管其他部位存在的多灶性 HGD/ 原位癌,附加消融治疗是必要的。对于病灶已完全切除的病变,消融并无必要 [16,24,25]。

- 对于局限性早期肿瘤患者(Tis 和 T1a、肿瘤直径≤2cm 以及高或中分化癌),推荐内镜治疗,因为内镜治疗后残存淋巴结转移灶、局部或远处复发以及肿瘤相关死亡风险很低 [17]。

转下页

注:除非特别指出,NCCN 对所有建议均达成 2A 类共识。
临床试验:NCCN 认为任何肿瘤患者都可以在临床试验中得到最佳处理,因此特别鼓励肿瘤患者参加临床试验。

ESOPH-A

内镜分期及治疗原则

对症治疗

- 食管扩张术可以通过使用扩张球囊或探条以暂时缓解肿瘤造成的梗阻或由于治疗所导致的狭窄。进行扩张操作时应谨慎,避免过度扩张,以减少穿孔的危险。
- 吞咽困难的长期缓解可通过内镜下 Nd:YAG 激光肿瘤消融术、PDT 和冷冻消融术,或内镜和影像辅助下植入可膨式金属或塑料内支架来实现[26,27]。
- 对于有长期存在慢性厌食、吞咽困难、营养不良症状的患者可通过内镜或影像学辅助下置入胃管或空肠营养管来实现。术前胃造瘘术可能影响胃的血供,从而影响食管切除术中的消化路重建,因此应尽量避免胃造瘘术。

治疗后随诊监测

- 对于术前治疗结束后考虑不手术治疗的患者,内镜评估及活检建议推迟至治疗结束 6 周后进行[28]。
- 如果在化疗或放疗后进行超声内镜检查,则分期准确度将下降。[29] 同样,如果在放化疗后进行内镜下活检,其对于肿瘤残存的诊断准确性也是下降的[28]。
- 在食管癌根治后进行内镜随访监测时,应格外注意黏膜表面的变化,应对任何异常改变行活检。食管狭窄应进行活检以排除肿瘤相关原因。对于可疑淋巴结或影像学管壁增厚区域应进行超声内镜引导下针吸细胞学检查。
- 对于早期食管癌消融治疗或 ER 后,应继续进行内镜随访监测(参见 ESOPH-I)。即使没有发现黏膜面异常,也应当在新生的鳞状上皮黏膜处进行活检,因为非典型增生有时可存在于鳞状上皮黏膜下方。
- 内镜治疗后的监测包括对 Barrett 食管的监测,应行四个象限分别活检以发现残留或复发的非典型增生灶。对于残留或者复发的高级别、低级别非典型增生,应考虑冷冻或者射频消融治疗。
- 接受内镜切除术的患者应当进行内镜随访监测(参见 ESOPH-I)。

转下页

注:除非特别指出,NCCN 对所有建议均达成 2A 类共识。
临床试验:NCCN 认为任何肿瘤患者都可以在临床试验中得到最佳处理,因此特别鼓励肿瘤患者参加临床试验。

ESOPH-A

参考文献

[1]Sharma P, Dent J, Armstrong D, et al. The development and validation of an endoscopic grading system for Barrett's esophagus: The Prague C & M Criteria Gastroenterology 2006;131;1392-1399.

[2]Mannath J, Subramanian V, Hawkey CJ, Ragunath K. Narrow band imaging for characterization of high grade dysplasia and specialized intestinal metaplasia in Barrett's esophagus: a meta-analysis. Endoscopy 2010;42:351-359.

[3]Graham DY Schwartz JT, Cain GD, et al. Prospective evaluation of biopsy number in the diagnosis of esophageal and gastric carcinoma. Gastroenterology 1982 Feb;82:228-231.

[4]Komanduri S, Swanson G, Keefer L, Jakate S. Use of a new jumbo forceps improves tissue acquisition of Barrett's esophagus surveillance biopsies. Gastrointest Endosc 2009;70:1072-1078 e1071.

[5]Thomas T, Singh R, Ragunath K. Trimodal imaging-assisted endoscopic mucosal resection of early Barrett's neoplasia. Surg Endosc 2009;23:1609-1613.

[6]Westerterp M, Koppert LB, Buskens CJ, et al. Outcome of surgical treatment for early adenocarcinoma of the esophagus or gastro-esophageal junction. Virchows Arch 2005;446:497-504.

[7]Ancona E et al, Prediction of lymph node status in superficial esophageal carcinoma. Ann Surg Oncol 2008;15(11):3278-88

[8]Pennathur A, Farkas A, Krasinskas AM, et al. Esophagectomy for T1 esophageal cancer: outcomes in 100 patients and implications for endoscopic therapy. Ann Thorac Surg 2009;87:1048-1054.

[9]Barbour AP, Rizk NP, Gerdes H, et al. Endoscopic ultrasound predicts outcomes for patients with adenocarcinoma of the gastroesophageal junction. J Am Coll Surg 2007;205:593-601.

[10]Thosani N, Singh H, Kapadia A, et al. Diagnostic accuracy of EUS in differentiating mucosal versus submucosal invasion of superficial esophageal cancers: a systematic review and meta-analysis. Gastrointest Endosc 2012;75:242-253.

[11]Keswani RN, Early DS, Edmundowicz SA, et al. Routine positron emission tomography does not alter nodal staging in patients undergoing EUS-guided FNA for esophageal cancer. Gastrointest Endosc 2009;69:1210-1217.

[12]Shaheen NJ, Sharma P, Overholt BF, et al. Radiofrequency ablation in Barrett's esophagus with dysplasia. N Engl J Med 2009;360:2277-2288.

[13]Shaheen NJ, Greenwald BD, Peery AF, et al. Safety and efficacy of endoscopic spray cryotherapy for Barrett's esophagus with high-grade dysplasia. Gastrointest Endosc 2010;71:680-685.

[14]Overholt BF, Wang KK, Burdick JS, et al. Five-year efficacy and safety of photodynamic therapy with Photofrin in Barrett's high-grade dysplasia. Gastrointest Endosc 2007;66:460-468.

[15]Pech O, Behrens A, May A, et al. Long-term results and risk factor analysis for recurrence after curative endoscopic therapy in 349 patients with high-grade intraepithelial neoplasia and mucosal adenocarcinoma in Barrett's oesophagus. Gut 2008;57:1200-1206.

[16]Bergman JJ, Zhang YM, He S, et al. Outcomes from a prospective trial of endoscopic radiofrequency ablation of early squamous cell neoplasia of the esophagus.Gastrointest Endosc 2011;74:1181-1190.

[17]Pech O, May A, Manner H, et al. Long-term efficacy and safety of endoscopic resection for patients with mucosal adenocarcinoma of the esophagus. Gastroenterology 2014;146:652-660.

[18]Shaheen NJ, Overholt BF, Sampliner RE, et al. Durability of radiofrequency ablation in Barrett's esophagus with dysplasia. Gastroenterology 2011;141:460-468.

[19]Chadwick G Groene O, Markar SR, et al., Systematic review comparing radiofrequency ablation and complete endoscopic resection in treating dysplastic Barrett's esophagus: a critical assessment of histologic outcomes and adverse events. Gastrointestinal Endoscopy 2014;79:718-731.

[20]Nentwich MF, von Loga K, Reeh M, et al. Depth of submucosal tumor infiltration and its relevance in lymphatic metastasis formation for T1b squamous cell and adenocarcinomas of the esophagus. J Gastrointest Surg 2014;18:242-249; discussion 249.

[21]Leggett CL, Lewis JT, Wu TT, et al. Clinical and histological determinants of mortality for patients with Barrett's esophagus-related T1 esophageal adenocarcinoma. Clin Gastroenterol Hepatol 2014.

[22]Lee L, Ronellenfitsch U, Hofstetter WL, et al. Predicting lymph node metastases in early esophageal adenocarcinoma using a simple scoring system. J Am Coll Surg 2013;217:191-199.

[23]van Vilsteren FG et al. Stepwise radical endoscopic resection versus radiofrequency ablation for Barrett's oesophagus with high-grade dysplasia or early cancer: a multicentre randomised trial, Gut 2011;60:765-773.

[24]van Vilsteren FG, Alvarez HL, Pouw RE, et al. Radiofrequency ablation for the endscopic eradication of esophageal squamous high grade intraepithelial neoplasia and mucosal squamous cell carcinoma. Endoscopy 2011;43:282-290.

[25]Becker V, Bajbouj M, Schmid RM, et al. Multimodal endoscopic therapy for multifocal intraepithelial neoplasia and superficial esophageal squamous cell carcinoma - a case series. Endoscopy 2011;43:360-364.

[26]Lightdale CJ, Heier SK, Marcon NE, et al. Photodynamic therapy with porfimer sodium versus thermal ablation therapy with Nd:YAG laser for palliation of esophageal cancer: a multicenter randomized trial. Gastrointest Endosc 1995;42:507-512.

[27]Vakil N, Morris AI, Marcon N, et al. A prospective, randomized, controlled trial of covered expandable metal stents in the palliation of malignant esophageal obstruction at the gastroesophageal junction. Am J Gastroenterol 2001;96:1791-1796.

[28]Sarkaria IS, Rizk NP, Bains MS, et al. Post-treatment endoscopic biopsy is a poor-predictor of pathologic response in patients undergoing chemoradiation therapy for esophageal cancer. Ann Surg 2009;249:764-767.

[29]Ribeiro A, Franceschi D, Parra J, et al. Endoscopic ultrasound restaging after neoadjuvant chemotherapy in esophageal cancer. Am J Gastroenterol 2006;101:1216-1221.

注:除非特别指出,NCCN 对所有建议均达成 2A 类共识。

临床试验:NCCN 认为任何肿瘤患者都可以在临床试验中得到最佳处理,因此特别鼓励肿瘤患者参加临床试验。

ESOPH-A

病理分析及 HER2 检测的原则

表 1　病理分析

标本类型	分析 / 解释 / 报告[a]	标本类型	分析 / 解释 / 报告[a]
活检	病理报告中包含： • 浸润（如果有）; 发生于 Barrett 食管的高级别非典型增生在肿瘤分期中作为"原位癌（Tis）"报告[b,c,d] • 组织学类型[e] • 分级[f] • 有无 Barrett 食管	食管切除（无术前放化疗）	除包含内镜切除标本的所有内容外,病理报告中另包含： • 肿瘤中心位置与食管胃交界（EGJ）的关系[g] • 肿瘤有无跨越食管胃交界 • 淋巴结转移情况和获得淋巴结的总数
内镜切除	病理报告中包含： • 浸润（如果有）[b,d] • 组织学类型[e] • 分级[f] • 肿瘤浸润深度 • 血管浸润 • 黏膜及其底部切缘的状态	食管切除（术前已放化疗）	• 肿瘤部位必须充分取材,新辅助治疗后无肉眼可见残存肿瘤时,需将整个食管胃交界或溃疡面全部取材 • 除包含无术前放化疗食管切除标本的所有内容外,病理报告中还应包含治疗效果评定

[a] 推荐使用标准化的最小数据集,如 "College of American Pathologist Protocols（http://www.cap.org）" 报告病理参数。
[b] 为了汇报数据,食管切除标本中 Barrett 食管发生高级别非典型增生报告为"原位癌（Tis）"。"原位癌"这个术语并不广泛应用于胃肠道腺瘤性病变,但是在美国很多州法律特地保存了这个术语用于肿瘤登记报告[1]。
[c] 活检中 Barrett 食管的可疑非典型增生需由两位胃肠道病理专家分析确定[2]。
[d] 在 Barrett 食管中增厚或双层的黏膜肌层被侵犯时不能误诊为固有肌层浸润[3]。
[e] 如果可能,鳞状细胞癌或腺癌的诊断须以分期和治疗为目的。混合性腺鳞癌及未分类的癌以鳞癌的 TNM 系统进行分期[1]。
[f] AJCC 第 7 版 TNM 分期中需要病理学分级[1]。
[g] 胃近端和横跨食管胃交界部的肿瘤归为食管癌进行肿瘤分期[1]。

转下页

注:除非特别指出,NCCN 对所有建议均达成 2A 类共识。

临床试验:NCCN 认为任何肿瘤患者都可以在临床试验中得到最佳处理,因此特别鼓励肿瘤患者参加临床试验。

ESOPH-B

病理分析及 HER2 检测的原则

治疗反应评估

病理报告中应含有原发肿瘤对先前化疗或放疗的反应评价。新辅助治疗后手术切除标本中发现有原发肿瘤残存的食管腺癌[4-6]和鳞状细胞癌[7]患者的总体生存时间均更短。

虽然,食管癌的肿瘤反应评分系统尚未正式统一采用,但是总体上,三级归类系统在病理医师之间有良好的可重复性[6,8,9]。以下是由 Wu 等[6]建立的专门针对食管肿瘤的反应评分系统,其在观察者之间具有良好的一致性。然而,其他系统如 "CAP Cancer Protocol for Esophageal Carcinoma" (http://www.cap.org)[9] 所推荐的反应评分系统也可以应用。放化疗后所形成的体积可观的无细胞黏液池不应被误解为肿瘤残存。虽然,由 Wu 等建立的评分系统最初仅应用于评定原发肿瘤的反应,但因残存淋巴结转移影响患者的生存时间,现推荐淋巴结应包含于肿瘤消退评分中[10]。

表 2

肿瘤消退评分[9]	Wu 等评级描述[6]	Ryan 等评级描述[8]
0(完全反应)	包括淋巴结,无残存肿瘤细胞	包括淋巴结,无残存肿瘤细胞
1(中等反应)	1%~50% 肿瘤残存;存在极少量个别散在肿瘤细胞或小灶状肿瘤细胞	存在单个散在肿瘤细胞或小团块肿瘤细胞
2(轻度反应)	大于 50% 肿瘤细胞残存,通常原发部位肉眼可见肿瘤	残存肿瘤细胞多于纤维化成分
3(无反应)		很少或几乎没有治疗反应;大量残存肿瘤

经作者同意后改自 Tang LH,Berlin J,Branton P,et al. Protocol for the examination of specimens from patients with carcinoma of the stomach. In:Washington K,ed. Reporting on Cancer Specimens:Case Summaries and Background Documentation. Northfield,IL:College of American Pathologists;2012 (http://www.cap.org)。

转下页

注:除非特别指出,NCCN 对所有建议均达成 2A 类共识。

临床试验:NCCN 认为任何肿瘤患者都可以在临床试验中得到最佳处理,因此特别鼓励肿瘤患者参加临床试验。

ESOPH-B

病理分析及 HER2 检测的原则

食管癌及食管胃交界部癌的 HER2 过表达评估

对于患有局部进展、复发或转移的食管或食管胃交界部腺癌且无法手术的患者,考虑使用曲妥珠单抗(transtuzumab)进行治疗时,推荐使用免疫组织化学方法(IHC)和荧光原位杂交(FISH)或其他原位杂交方法对肿瘤中 HER2 的过表达进行评定。[11] 推荐使用下列 ToGA 试验中所用的评分标准[12]:

表 3 针对胃癌和食管胃交界部癌 HER2-neu 表达的免疫组化评分标准 [*,]**

	手术标本表达情况,免疫组化检测	活检标本表达情况,免疫组化检测	HER2-neu 过表达评定
0	无反应或膜阳性的细胞比例 <10% 肿瘤细胞	无反应或无任何癌细胞膜阳性	阴性
1+	微弱或仅可察觉的膜阳性细胞比例≥10% 肿瘤细胞;细胞仅仅为部分膜阳性	微弱或仅可察觉的癌细胞簇细胞膜阳性,不考虑阳性细胞比例	阴性
2+	弱至中等的完整膜、基底侧膜或侧面膜阳性的细胞比例≥10% 肿瘤细胞	弱至中等的完整膜、基底侧膜或侧面膜阳性的癌细胞簇,不考虑阳性细胞比例	可疑
3+	强的完整膜、基底侧膜或侧面膜阳性的细胞比例≥10% 肿瘤细胞	强的完整膜、基底侧膜或侧面膜阳性的 5 个及以上癌细胞的细胞簇,不考虑阳性细胞比例	阳性

* NCCN 指南建议通过 IHC 检测 HER2-neu 表达评定为 2+ 的病例需再进行 FISH 检测或其他原位杂交检测。IHC 检测评定为 3+ 过表达或 FISH 阳性(HER2:CEP17≥2)的病例则认为阳性。

** 经 Elsevier 公司同意改编重印自 Bang YJ,Van Cutsem E,Feyereislova A,et al. Trastuzumab in combination with chemotherapy versus chemotherapy alone for treatment of HER2-positive advanced gastric or gastro-oesophageal junction cancer(ToGA):a phase 3,open-label,randomised controlled trial. Lancet 2010;376:687-697.

转下页

注:除非特别指出,NCCN 对所有建议均达成 2A 类共识。
临床试验:NCCN 认为任何肿瘤患者都可以在临床试验中得到最佳处理,因此特别鼓励肿瘤患者参加临床试验。

ESOPH-B

病理分析及 HER2 检测的原则

（参考文献）

[1] Edge SE, Byrd DR, Carducci MA, Compton CC. AJCC TNM Staging Manual. 7th ed. New York, NY: Springer 2009.

[2] Wang KK, Sampliner RE. Updated guidelines 2008 for the diagnosis, surveillance and therapy of Barrett's esophagus. AM J Gastroenterol 2008;103:788-97.

[3] Abraham SC, Krasinskas AM, Correa AM, et al. Duplication of the muscularis mucosae in Barrett esophagus: an underrecognized feature and its implication for staging of adenocarcinoma. AM J Surg Pathol 2007;31:1719-25.

[4] Chirieac LR, Swisher SG, Ajani JA, et al. Posttherapy pathologic stage predicts survival in patients with esophageal carcinoma receiving preoperative chemoradiation. Cancer 2005;103:1347-55.

[5] Rohatgi PR, Swisher SG, Correa AM, et al. Failure patterns correlate with the proportion of residual carcinoma after preoperative chemoradiotherapy for carcinoma of the esophagus. Cancer 2005;104:1349-55.

[6] Wu T-T, Chirieac LR, Abraham SC, et al. Excellent interobserver agreement on grading the extent of residual carcinoma after preoperative chemoradiation in esophageal and esophagogastric junction carcinoma: a reliable predictor for patient outcome. AM J Surg Pathol 2007;31:58-64.

[7] Brucher BLDM, Becker K, Lordick F, et al. The clinical impact of histopathologic response assessment by residual tumor cell quantification in esophageal squamous cell carcinomas. Cancer 2006 May 15;106:2119-27.

[8] Ryan R, Gibbons D, Hyland JMP, et al. Pathological response following long-course neoadjuvant chemoradiotherapy for locally advanced rectal cancer. Histopathology 2005;47:141-6.

[9] Washington K, Berlin J, Branton P, et al. Protocol for the examination of specimens from patients with carcinoma of the esophagus. College of American Pathologists Cancer Protocols 2016;1-16. (available at http://www.cap.org).

[10] Gu Y, Swisher SG, Ajani JA, et al, The number of lymph nodes with metastasis predicts survival in patients with esophageal or esophagogastric junction adenocarcinoma who receive preoperative chemoradiation. Cancer 2006;106:1017-25.

[11] Bartley AN, Washington MK, Ventura CB, et al. HER2 testing and clinical decision making in gastroesophageal adenocarcinoma: guideline from the College of American Pathologists, American Society of Clinical Pathology, and American Society of Clinical Oncology. Arch Pathol Lab Med. 2016;140:1345-63.

[12] Bang Y-J, Van Cutsem E, Feyereislova A, et al. Trastuzumab in combination with chemotherapy versus chemotherapy alone for treatment of HER2-neu-positive advanced gastric or gastro-oesophageal junction cancer (ToGA): a phase 3, open-label, randomised controlled trial. Lancet 2010;376(9742):687-697.

注：除非特别指出，NCCN 对所有建议均达成 2A 类共识。

临床试验：NCCN 认为任何肿瘤患者都可以在临床试验中得到最佳处理，因此特别鼓励肿瘤患者参加临床试验。

外科手术的原则

- 在手术之前,应该进行胸和腹部 CT、全身 PET(最好是 PET/CT 整合图像)以及超声内镜检查以确定临床分期并评估手术可切除性。
- 在开始治疗之前,所有患者均应接受食管外科医师对其的生理机能评价以判断可否耐受食管切除术[1]。所有生理机能适合的可切除的食管癌患者(距离咽喉 >5cm)都应该考虑食管切除术。
- Siewert 分型
  ‣ 所有侵及食管胃交界部(EGJ)腺癌均应进行 Siewert 肿瘤类型评估[2,3]。
    ◇ Siewert Ⅰ型:肿瘤中心位于 EGJ 解剖结构上方 1~5cm 的食管下段腺癌。
    ◇ Siewert Ⅱ型:真性贲门癌,肿瘤中心位于 EGJ 上方 1cm 至下方 2cm 之间。
    ◇ Siewert Ⅲ型:贲门下癌,肿瘤中心位于 EGJ 下方 2~5cm,向上侵犯 EGJ 及食管下段。
  ‣ Siewert Ⅰ型和Ⅱ型的治疗就像在 NCCN 食管和食管胃交界部癌指南中描述的那样,有多种手术路径可供选择。
  ‣ Siewert Ⅲ型病变可认为是胃癌,其治疗方法按 NCCN 胃癌指南的描述执行。在部分病例中,为获得足够的切缘长度,附加食管切除术是必要的[2,4,5]。
- 在经选择的患者中应用腹腔镜探查放射学检查中隐匿性转移病灶是有益的,特别是 Siewert Ⅱ型和Ⅲ型肿瘤[1]。

- 腹腔冲洗液细胞学阳性(无肉眼可见的腹腔种植转移灶)与不良预后相关,被定义为 M1 疾病。进展期肿瘤患者中,临床 T3 或 N+ 病变应行腹腔镜下腹腔冲洗液检查进行分期。
- 颈段或颈胸段食管癌距离咽喉 <5cm 应进行根治性放化疗。
- 可切除的食管癌或 EGJ 肿瘤包括:
  ‣ T1a 肿瘤,是指肿瘤侵犯黏膜层,尚未侵犯黏膜下层,可以考虑 EMR+ 消融或者在有经验的医疗中心接受食管切除术[6-10]。
  ‣ T1b 肿瘤(侵及黏膜下层)或更深的肿瘤应行食管切除术。
  ‣ T1-T3 肿瘤即使伴有局域淋巴结转移(N+)也是可以切除的。尽管融合状、多站淋巴结累及是外科手术相对禁忌证,但在年龄和体力状态允许的情况下仍是可以考虑外科切除的。
  ‣ T4a 肿瘤(累及心包、胸膜或膈肌)是可以手术切除的。
- 不可切除的食管癌包括:
  ‣ cT4b 肿瘤累及心脏、大血管、气管,或者邻近器官如肝、胰腺、肺和脾是不可切除的。
  ‣ 尽管淋巴结受累应结合年龄、体力状况、疗效等其他因素综合考虑,但大部分多站、融合状淋巴结转移患者被认为是不可切除的。
  ‣ 伴有锁骨上淋巴结转移的 EGJ 患者被认为是不可切除的。
  ‣ 伴有远处(包括非区域淋巴结)转移(Ⅳ期)的患者是不可切除的。

转下页

注:除非特别指出,NCCN 对所有建议均达成 2A 类共识。

临床试验:NCCN 认为任何肿瘤患者都可以在临床试验中得到最佳处理,因此特别鼓励肿瘤患者参加临床试验。

ESOPH-C

NCCN 指南 2017 年第 4 版食管和食管胃交界部癌

外科手术的原则

- 食管切除术的方式根据肿瘤的部位、食管替代器官的选择、还有外科医师的经验和习惯以及患者意愿综合决定。
- 对于因吞咽困难导致无法维持营养供给的患者,在诱导治疗期间,食管扩张术或空肠造瘘管喂养要优于胃造瘘(胃造瘘可能破坏胃的完整性并影响消化道重建)。
- 可切除性食管或 EGJ 肿瘤可接受的手术路径包括:
  ‣ Ivory Lewis 食管胃切除术(开腹 + 右开胸手术)
  ‣ McKeown 食管胃切除术(右开胸 + 开腹 + 颈部吻合术)
  ‣ 微创 Ivory Lewis 食管胃切除术(腹腔镜 + 小切口右开胸手术)[11,12]
  ‣ 微创 McKeown 食管胃切除术(右侧胸腔镜 + 小切口开腹 / 腹腔镜 + 颈部吻合术)
  ‣ 经膈肌裂孔食管胃切除术(开腹 + 颈部吻合术)
  ‣ 机器人微创食管胃切除术
  ‣ 左开胸或胸腹联合切口,胸腔或颈部吻合术
- 可接受的食管替代物:
  ‣ 胃(首选)

- ‣ 结肠
- ‣ 空肠
- 可接受的淋巴结清扫方式:[13]
  ‣ 标准清扫
  ‣ 扩大清扫(整块切除)
- 未接受诱导放化疗的食管切除术患者应至少切除 15 枚淋巴结,以达到足够用于淋巴结分期的目的。接受过术前放化疗后的最佳淋巴结切除数目尚未明确,推荐切除相同数量的淋巴结[14]。
- 接受根治性放化疗的患者再次出现局限性可切除的病灶,如无远处复发可考虑行食管切除术[15]。
- 对有潜在可切除性的食管癌患者应该进行多学科讨论。食管切除、内镜下黏膜切除以及其他消融技术可在大规模食管疾病中心由经验丰富的外科医师和内镜医师开展[16]。

转下页

注:除非特别指出,NCCN 对所有建议均达成 2A 类共识。
临床试验:NCCN 认为任何肿瘤患者都可以在临床试验中得到最佳处理,因此特别鼓励肿瘤患者参加临床试验。

ESOPH-C

2/3

外科手术的原则

[1]Steyerberg EW, Neville BA, Kopper LB, et al. Surgical mortality in patients with esophageal cancer: development and validation of a simple risk score. J Clin Oncol 2006;24:4277-4284.

[2]Siewert JR, Stein HJ. Adenocarcinoma of the gastroesophageal junction: classification, pathology and extent of resection. Dis Esophagus 1996;9:173-182.

[3]Siewart JR, Feith M, Werner M, Stein HJ. Adenocarcinoma of the esophagogastric junction. Results of surgical therapy based on anatomical/topographic classification in 1,002 consecutive patients. Ann Surg 2000;232:353-361.

[4]Rusch VW. Are Cancers of the esophagus, gastroesophageal junction, and cardia one disease, two, or several. Semin Oncol 2004; 31:444-449

[5]Siewert JR, Stein HJ, Feith M. Adenocarcinoma of the esophagogastric junction. Scan J Surg 2006; 95:260-269.

[6]Fujita H, Sueyoshi S, Yamana H, et al. Optimum treatment strategy for superficial esophageal cancer: Endoscopic mucosal resection versus radical esophagectomy. World J Surg 2001;25:424-431.

[7]Shaheen NJ, Sharma P, Overholt BF, et al. Radiofrequency ablation in Barrett's esophagus with dysplasia. N Engl J Med 2009; 360: 2277-2289.

[8]Larghi A, Lightdale CJ, Ross AS, et al. Long-term follow-up of complete Barrett's eradication endoscopic mucosal resection (CBE-EMR) for the treatment of high-grade dysplasia and intramucosal carcinoma. Endoscopy 2007;39:1086-1091.

[9]Lopes CV, Hela M, Pesenti C, et al. Circumferential endoscopic resection of Barrett's esophagus with high-grade dysplasia or early adenocarcinoma. Surg Endosc 2007;21: 820-824.

[10]Ganz RA, Overholt BF, Sharma VK, et al. Circumferential ablation of Barrett's esophagus that contains high-grade dysplasia: a U.S. multicenter registry. Gastrointest Endosc 2008;68:35-40.

[11]Levy RM , Wizorek J Shende M, Lukethich JD. Laparoscopic and thoracoscopic esophagectomy. Adv Surg 2010;44:101-116.

[12]Decker G, Coosemans W, DeLeyn P, et al. Minimally invasive esophagectomy for cancer. Eur J Cardiothorac Surg 2009;35:13-21.

[13]Hofstetter WL. Lymph Node Dissection in Esophageal Cancer. Current Therapies in Thoracic and Cardiovascular Surgery, edited by SC Yang and DE Cameron. Mosby, Inc., Philadelphia, Pennsylvania, pp. 360-363, 2004.

[14]Rizk NP, Ishwaran H, Rice T, et al. Optimum lymphadenectomy for esophageal cancer. Ann Surg 2010;251:46-50.

[15]Swisher SG, Wynn P, Putnam JB, et al. Salvage esophagectomy for recurrent tumors after definitive chemotherapy and radiotherapy. J Thorac Cardiovasc Surg 2002;123:175-183.

[16]Birkmeyer JD, Siewers AE, Finlayson EVA, et al. Hospital volume and surgical mortality in the United States. N Engl J Med 2002;346:1128-1137.

注:除非特别指出,NCCN 对所有建议均达成 2A 类共识。

临床试验:NCCN 认为任何肿瘤患者都可以在临床试验中得到最佳处理,因此特别鼓励肿瘤患者参加临床试验。

ESOPH-C

食管和食管胃交界部（EGJ）癌遗传风险评估的原则

高危综合征进一步患病风险的评估标准：

- 建议已知患食管癌和食管胃交界部癌高危综合征的个体转诊至癌症遗传学专科。
- 虽然发病年龄早、多个家庭成员患有相同或相关的癌症或同一个体多原发肿瘤是遗传性癌症的特征，但是目前无法制定针对食管和食管胃交界部癌风险评估的参考指南。

增加食管和食管胃交界部癌患病风险的遗传性癌综合征

- 食管癌、非表皮松解性掌跖角化过度胼胝症（Tylosis with Non-epidermolyticPalmoplantar Keratosis，PPK）和侯威 - 伊凡斯综合征（HowelEvans' Syndrome）[1,2]
  - ‣ Tylosis 合并食管癌（TEC）一种罕见的常染色体显性遗传综合征，是由胚系的 RHBDF 基因突变引起。RHBDF 基因胚系突变的个体发生食管鳞状细胞癌（SCC）的风险增加。PPK 可表现为弥漫、点灶状、局部点状掌跖皮肤增厚。非表皮松解性 PPK 与食管中下段 SCC 高风险性相关。
- 家族性 Barrett 食管 [3]
  - ‣ 家族性 Barrett 食管（FBE）包括食管腺癌（EAC）和食管胃交界部 EGJ 腺癌。Barrett 食管（BE）与胃食管反流（GERD）密切相关。FBE 可能与一种或多种的常染色显性遗传的易感基因相关。几个相关基因已经被发现，但尚未验证。。
- Bloom 综合征 [4]
  - ‣ Bloom 综合征（bloom syndrome，BS）以染色体 15q26.1 中 BLM 基因突变为特征，其与所有细胞中姐妹染色单体高频交换相关。四射体合并断裂有望用于诊断 BS，早期时患者通常罹患急性髓性白血病（acute myeloid leukemia，AML）、急性淋巴细胞性白血病（acute lymphoblastic leukemia，ALL）或淋巴源性肿瘤，20 岁以后则多器官发生癌症，包括食管鳞状细胞癌。
- Fanconi 贫血 [1,2]
  - ‣ Fanconi 贫血（Fanconi anemia，FA）相关基因包括 5 个 FA 互补亚群 A-E，其中 FA-A（FANCA）定位于 16q24.3，FA-B（FANCB）尚不清楚，FA-C（FANCA）定位于 9q22.3，FA-D（FANCD）定位于 3p26-p22 及 FA-E（FANCE）尚不清楚。FA-A（FANCA）和 FA-C（FANCA）的突变已得到鉴定。患者通过全血细胞减少症、染色体断裂以及包括贫血、出血、易于青紫等血液系统的异常确诊，这类患者食管鳞状细胞癌及其他鳞状上皮癌的发病率增高。核型分析并不能用于诊断 FA，但丝裂霉素处理后染色体断裂增加可用于诊断 FA 纯合子，但不能用于杂合子。

转下页

注：除非特别指出，NCCN 对所有建议均达成 2A 类共识。

临床试验：NCCN 认为任何肿瘤患者都可以在临床试验中得到最佳处理，因此特别鼓励肿瘤患者参加临床试验。

ESOPH-D

食管和食管胃交界部（EGJ）癌遗传风险评估的原则

监测推荐

以下遗传性癌综合征的患者须用上消化道内镜检查及活检进行监测。

综合征	基因	遗传方式	监测推荐
食管癌、非表皮松解性掌跖角化过度胼胝症（PPK）和侯威 - 伊凡斯综合征[1,2]	RHBDF2	常染色体显性	胼胝症家庭成员 20 岁以后推荐用上消化道内镜检查进行监测
家族性 Barrett 食管（FBE）[3]	相关基因未被验证	常染色体显性	GERD 患者，特别是 40 岁以上的男性高加索人中，须确定有无 BE，EAC 和 EGJ 腺癌的潜在家族史
Bloom 综合征（BS）[4]	*BLM/RECQL3*	常染色体隐性	20 岁以后可考虑用或不用内镜筛查 GERD 以筛查早期癌症
Fanconi 贫血（FA）[1,2]	*FANCD1，BRCA2，FANCN（PALB2）*	常染色体隐性	确诊 FA 的个体可考虑用食管内镜作为监测手段

[1]Lindor NM, Greene MH. The concise handbook of family cancer syndromes. Mayo Familial Cancer Program. J Natl Cancer Inst 1998;90:1039-1071.
[2]Lindor NM, McMaster ML, Lindor CJ, Greene MH. Concise handbook of familial cancer susceptibility syndromes - second edition. J Natl Cancer Inst Monogr 2008:1-93.
[3]Sun X, Elston R, Barnholtz-Sloan J, et al. A segregation analysis of Barrett's esophagus and associated adenocarcinomas. Cancer Epidemiol Biomarkers Prev 2010;19:666-674.
[4]Ellis NA, German J. Molecular genetics of Bloom's syndrome. Hum Mol Genet 1996;5 Spec No:1457-1463.

注：除非特别指出，NCCN 对所有建议均达成 2A 类共识。

临床试验：NCCN 认为任何肿瘤患者都可以在临床试验中得到最佳处理，因此特别鼓励肿瘤患者参加临床试验。

ESOPH-D

胃食管癌多学科治疗原则

1 类证据证实综合治疗对于局限性胃食管癌是有效的[1,2,3]。NCCN 专家组认为:应鼓励由所有相关学科共同制定多学科治疗决策。

通过下列措施,可使局限性胃食管癌患者获得最佳的综合治疗:

- 相关机构及科室人员应常规共同对患者的详细病史资料进行分析,并鼓励经常性会议(每周一次或每两周一次)。
- 最好每次会诊所有相关学科都能积极参与,包括肿瘤外科、肿瘤内科、消化内科、放射肿瘤科、放射科和病理科。此外若有营养科、社会工作者、护士、姑息治疗专科医师及其他支持学科的参与会更理想。
- 长期治疗策略最好在完成肿瘤分期后制定,但最理想的是在未进行任何治疗之前。
- 对于制定合理的治疗决策而言,共同对真实的临床资料进行分析比仅仅依靠阅读报告更有效。
- 将多学科专家小组对每一个患者的治疗意见整理成简要文件,对治疗更有用。
- 多学科专家小组提出的建议对负责特定患者治疗的全体医生都有参考价值。
- 对接受治疗后的部分患者的情况进行回顾性分析,对整个多学科团队来讲,是一种有效的学习方式。
- 积极鼓励在多学科会议期间,定期对相关文献进行复习。

[1]Cunningham D, Allum WH, Stenning SP, et al. Perioperative chemotherapy versus surgery alone for resectable gastroesophageal cancer. N Engl J Med 2006;355:11-20.
[2]Cooper JS, Guo MD, Herskovic A, M, et al. Chemoradiotherapy of locally advanced esophageal cancer: long-term follow-up of a prospective randomized trial (RTOG 85-01). Radiation Therapy Oncology Group. JAMA 1999;281:1623-1627.
[3]Macdonald JS, Smalley SR, Benedetti J, et al. Chemoradiotherapy after surgery compared with surgery alone for adenocarcinoma of the stomach or gastroesophageal junction. N Engl J Med 2001;345:725-730.

注:除非特别指出,NCCN 对所有建议均达成 2A 类共识。

临床试验:NCCN 认为任何肿瘤患者都可以在临床试验中得到最佳处理,因此特别鼓励肿瘤患者参加临床试验。

全身治疗原则
无法手术切除的局部进展期、复发或转移性疾病（无局部治疗指征）的全身治疗

- 进展期食管腺癌、食管胃交界部（EGJ）腺癌、食管鳞癌和胃腺癌的全身治疗方案是可以通用的（除非特殊说明）。
- 治疗方案的选择需考虑患者体质状况、存在的合并症和毒性反应。
- 如果肿瘤过表达 HER2,赫赛汀应该联合化疗用于转移性腺癌。
- 由于毒性较低,进展期患者首选两药联合方案。三药联合方案用于体质状况 PS 评分好、能够耐受的临床适合治疗的患者,并需对毒性经常进行评估。
- 对于改良的 1 类证据方案和 2A 或 2B 类证据方案可作为治疗的优先选择（见说明）,临床证据证实其毒性更低且不降低疗效[1]。
- 非 1 类证据支持的任何治疗方案的剂量和用法仅供参考,并可根据具体情况做适当修改。
- 其他细胞毒性药物的联合化疗方案需要根据可选择的药物种类、药物使用方法以及禁忌证决定。
- 对于 EGF 和胸部食管局部腺癌,术前放化疗是首选措施。对于远端食管和 EGJ[2],围手术期化疗也是一个选择[3,4]
- 作为辅助治疗的化疗和放化疗完成后,应该对患者的长期治疗并发症进行监测。

[1]Van Cutsem E, Moiseyenko VM, Tjulandin S, et al. Phase III study of docetaxel and cisplatin plus fluorouracil compared with cisplatin and fluorouracil as first-line therapy for advanced gastric cancer: a report of the V325 Study Group. J Clin Oncol 2006;24:4991-4997.
[2]van Hagen P, Hulshof MC, van Lanschot JJ, et al. Preoperative chemoradiotherapy for esophageal or junctional cancer. N Engl J Med 2012;366:2074-2084.
[3]Ychou M, Boige V, Pignon J-P, et al. Perioperative chemotherapy compared with surgery alone for resectable gastroesophageal adenocarcinoma: an FNCLCC and FFCD multicenter phase III trial. J Clin Oncol 2011;29:1715-1721.
[4]Cunningham D, Allum WH, Stenning SP, et al. Perioperative chemotherapy versus surgery alone for resectable gastroesophageal cancer. N Engl J Med 2006;355:11-20.

转下页

注:除非特别指出,NCCN 对所有建议均达成 2A 类共识。

临床试验:NCCN 认为任何肿瘤患者都可以在临床试验中得到最佳处理,因此特别鼓励肿瘤患者参加临床试验。

ESOPH-F

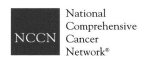
NCCN 指南 2017 年第 4 版食管和食管胃交界部癌

全身治疗原则

术前放化疗
静脉输注的氟尿嘧啶可以用卡培他滨替换
- 首选方案
  ‣ 紫杉醇和卡铂（1 类）[1]
  ‣ 氟尿嘧啶和顺铂（1 类）[2,3]
  ‣ 氟尿嘧啶[†]和奥沙利铂（1 类）[4,5]
- 其他方案
  ‣ 伊立替康 + 顺铂（2B 类）[6]
  ‣ 紫杉醇 + 氟尿嘧啶类（氟尿嘧啶或卡培他滨）（2B 类）[7]

围术期化疗
（仅用于胸段食管腺癌和食管胃交界部癌腺癌）
（3 周期术前治疗和 3 周期术后治疗）：
- 氟尿嘧啶和顺铂（1 类）[8]
- 氟尿嘧啶类药物和奥沙利铂 *

- ECF（表柔比星，顺铂和氟尿嘧啶）（2B 类）[9]
- 改良 ECF（全部改良方案，2B 类）[10,11]
  ‣ 表柔比星，奥沙利铂和氟尿嘧啶
  ‣ 表柔比星，顺铂和卡培他滨
  ‣ 表柔比星，奥沙利铂和卡培他滨

术前化疗（2 周期）
（仅用于胸段食管或 EGJ 腺癌）
- 氟尿嘧啶 + 顺铂（2B 类）[12]

根治性放化疗
静脉输注的氟尿嘧啶可以用卡培他滨替换
- 首选方案
  ‣ 氟尿嘧啶和顺铂（1 类）[13]
  ‣ 氟尿嘧啶[†]和奥沙利铂（1 类）[4,5]
  ‣ 紫杉醇和卡铂 [1]

- 其他方案
  ‣ 顺铂和多西他赛或紫杉醇 [14-16]
  ‣ 伊立替康和顺铂（2B 类）[6]
  ‣ 紫杉醇和氟尿嘧啶类（氟尿嘧啶或卡培他滨）（2B 类）[7]

术后放化疗
- 氟尿嘧啶类药物为基础的同步放化疗前和后给予氟尿嘧啶类化疗（静脉输注氟尿嘧啶[†]或卡培他滨）[18]

术后化疗
- 卡培他滨和奥沙利铂 [#]

* 此方案和剂量基于发表文献和临床实践的推论。
[#] 此方案中顺铂可以与奥沙利铂相互替换。
[†] 以氟尿嘧啶为基础的某些方案中含有亚叶酸钙。目前关于亚叶酸钙短缺的重要信息请参考讨论。

抗肿瘤药物的选择、剂量确定、给药方法以及相关毒性的处理是复杂的。由于预期毒性反应、个体差异、既往治疗、营养状态和合并症情况存在差异,常常需要改变药物剂量和使用方法,并给予支持治疗。因此,为最佳使用抗肿瘤药物,需要具有抗肿瘤药物治疗和相关毒性反应处理方面丰富经验的治疗团队。

转下页

注:除非特别指出,NCCN 对所有建议均达成 2A 类共识。
临床试验:NCCN 认为任何肿瘤患者都可以在临床试验中得到最佳处理,因此特别鼓励肿瘤患者参加临床试验。

ESOPH-F

NCCN 指南 2017 年第 4 版食管和食管胃交界部癌

全身治疗原则

转移性和局部进展期(无局部治疗指征)癌症的全身治疗

- 曲妥珠单抗可以联合一线化疗治疗 HER2 过表达的腺癌
  (见病理分析和 HER2 检测的原则[ESOPH-B])
  ‣ 联合顺铂和氟尿嘧啶类药物(1 类)[19]
  ‣ 联合其他化疗药物(2B 类)
  ‣ 曲妥珠单抗不推荐联合蒽环类药物

一线治疗

因为毒性反应低,首选两种细胞毒性药物的联合方案。

三种细胞毒药物联合方案用于一般状况 PS 评分较好的临床适合治疗的患者,并需对毒性进行经常评估。

- 首选方案:
  ‣ 氟尿嘧啶类药物(氟尿嘧啶[†]或卡培他滨)和顺铂[20-23](1 类)
  ‣ 氟尿嘧啶类药物(氟尿嘧啶[†]或卡培他滨)和奥沙利铂[21,24,25]

- 改良的 DCF
  ◇ 多西他赛,顺铂和氟尿嘧啶[†26]
  ◇ 多西他赛,奥沙利铂和氟尿嘧啶[27]
  ◇ 多西他赛,卡铂和氟尿嘧啶(2B 类)[28]

- 其他方案
  ‣ 紫杉醇联合顺铂或卡铂[29-31]
  ‣ 多西他赛和顺铂[32,33]
  ‣ 氟尿嘧啶类药物[22,34,35](氟尿嘧啶[†]或卡培他滨)
  ‣ 多西他赛[36,37]
  ‣ 紫杉醇[38,39]
  ‣ 氟尿嘧啶[†,*]和伊立替康[40]
  ‣ ECF(表柔比星,顺铂和氟尿嘧啶)(2B 类)[41]
  ‣ 改良 ECF(2B 类)[10,11]
    ◇ 表柔比星,奥沙利铂和氟尿嘧啶
    ◇ 表柔比星,顺铂和卡培他滨
    ◇ 表柔比星,奥沙利铂和卡培他滨

二线或后续治疗

取决于之前的治疗和体质状况:

- 首选方案
  ‣ 雷莫芦单抗和紫杉醇用于腺癌(1 类:EGJ 腺癌,2A 类:食管腺癌)[42]
  ‣ 多西他赛(1 类)[36,37]
  ‣ 紫杉醇(1 类)[38,39,43]
  ‣ 伊立替康(1 类)[43-46]
  ‣ 雷莫芦单抗用于腺癌(1 类:EGJ 腺癌,2A 类:食管腺癌)[47]
  ‣ 氟尿嘧啶[†,*]和伊立替康[44,48,49](如果一线治疗未使用)

- 其他方案
  ‣ 伊立替康和顺铂[24,50]
  ‣ 派姆单抗
    ◇ 针对 MSI-H 或 dMMR 肿瘤行派姆单抗二线或后续治疗[51,52]
    ◇ 针对 PD-L1 阳性的食管或食管胃结合部腺癌行派姆单抗三线或后续治疗[**,53]
  ‣ 多西他赛和伊立替康[54](2B 类)

[†] 以氟尿嘧啶为基础的某些方案含有亚叶酸钙。有关亚叶酸钙短缺的重要信息请参考讨论。

[*] 在伊立替康方案中卡培他滨与氟尿嘧啶不可以相互替换。

[**]派姆单抗被批准用于 FDA 认证的检测 PD-L1 水平 ≥ 1 的胃食管结合部腺癌患者。NCCN 组委推荐派姆单抗治疗选择可扩展至 PD-L1 水平 ≥ 1 的食管以及胃食管结合部腺癌患者。

注:除非特别指出,NCCN 对所有建议均达成 2A 类共识。

临床试验:NCCN 认为任何肿瘤患者都可以在临床试验中得到最佳处理,因此特别鼓励肿瘤患者参加临床试验。

转下页

ESOPH-F

全身治疗原则——方案和剂量用法 [††]

术前放化疗

首选方案

紫杉醇和卡铂

紫杉醇 50mg/m², 静脉注射, 第 1 天

卡铂 AUC 2, 静脉注射, 第 1 天

每周 1 次共 5 周 [1]

顺铂和氟尿嘧啶

顺铂 75~100mg/m², 静脉注射, 第 1 天和第 29 天

氟尿嘧啶 750~1000mg/m²/d, 持续静脉滴注, 24 小时第 1~4 和第 29~32 天

每 35 天为 1 周期 [2]

顺铂 15mg/m²/d, 静脉注射, 第 1~5 天

氟尿嘧啶 800mg/m²/d, 持续静脉滴注 24 小时, 第 1~5 天

21 天为 1 周期, 连续 2 周期 [3]

奥沙利铂和氟尿嘧啶

奥沙利铂 85mg/m², 静脉注射, 第 1 天

亚叶酸钙 400mg/m², 静脉注射, 第 1 天

氟尿嘧啶 400mg/m², 静脉推注, 第 1 天

氟尿嘧啶 800mg/m²/d, 持续静脉滴注 24 小时, 第 1~2 天

每 14 天为 1 周期, 与放疗联合 3 周期, 放疗后 3 周期 [4]

首选方案

顺铂和卡培他滨

顺铂 30mg/m², 静脉注射第 1 天

卡培他滨 800mg/m² 口服, 每日 2 次, 第 1~5 天

每周重复, 共 5 周 [55]

奥沙利铂和卡培他滨

奥沙利铂 85mg/m², 静脉注射第 1, 15 和 29 天共 3 次

卡培他滨 625mg/m², 口服, 每日 2 次, 第 1~5 天, 每周重复, 共 5 周 [56]

其他方案

伊立替康和顺铂

伊立替康 65mg/m², 静脉注射, 第 1, 8, 22 和 29 天

顺铂 30mg/m², 静脉注射, 第 1, 8, 22 和 29 天 [6]

紫杉醇药物和氟尿嘧啶类药物

紫杉醇 45~50mg/m², 静脉注射, 第 1 天, 每周重复

氟尿嘧啶 300mg/m²/d, 持续静脉输注, 第 1~5 天

每周重复, 共 5 周 [7]

紫杉醇 45~50mg/m², 静脉注射, 第 1 天

卡培他滨 625~825mg/m², 口服每日 2 次, 第 1~5 天

每周重复, 共 5 周 [7]

[††] 全身治疗方案的剂量和使用方法源于已发表文献和临床指南

抗肿瘤药物的选择、剂量确定、给药方法以及相关毒性的处理是复杂的。由于预期毒性反应、个体差异、既往治疗、营养状态和合并症情况存在差异, 常常需要改变药物剂量和使用方法, 并给予支持治疗。因此, 为最佳使用抗肿瘤药物, 需要具有抗肿瘤药物治疗和相关毒性反应处理方面丰富经验的治疗团队。

注: 除非特别指出, NCCN 对所有建议均达成 2A 类共识。

临床试验: NCCN 认为任何肿瘤患者都可以在临床试验中得到最佳处理, 因此特别鼓励肿瘤患者参加临床试验。

转下页

ESOPH-F

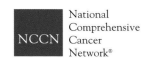
NCCN 指南 2017 年第 4 版食管和食管胃交界部癌

全身治疗原则——方案和剂量用法[††]

围术期化疗（包括 EGJ）

氟尿嘧啶和顺铂

氟尿嘧啶 800mg/m^2/d，持续静脉滴注 24 小时，第 1~5 天

顺铂 75~80mg/m^2，静脉注射，第 1 天

每 28 天 1 周期，术前 2~3 周期，术后 3~4 周期，共 6 周期[8]

ECF（表柔比星，顺铂和氟尿嘧啶）

表柔比星 50mg/m^2，静脉注射，第 1 天

顺铂 60mg/m^2，静脉注射，第 1 天

氟尿嘧啶 200mg/m^2/d，持续静脉滴注 24 小时，第 1~21 天

每 21 天 1 周期，术前 3 周期，术后 3 周期[9]

改良 ECF

表柔比星 50mg/m^2，静脉注射，第 1 天

奥沙利铂 130mg/m^2，静脉注射，第 1 天

氟尿嘧啶 200mg/m^2/d，持续静脉滴注 24 小时，第 1~21 天

每 21 天 1 周期，术前 3 周期，术后 3 周期[10]

表柔比星 50mg/m^2，静脉注射，第 1 天

顺铂 60mg/m^2，静脉注射，第 1 天

卡培他滨 625mg/m^2，口服，每日 2 次，第 1~21 天

每 21 天 1 周期，术前 3 周期，术后 3 周期[10]

表柔比星 50mg/m^2，静脉注射，第 1 天

奥沙利铂 130mg/m^2，静脉注射，第 1 天

卡培他滨 625mg/m^2，口服，每日 2 次，第 1~21 天

每 21 天 1 周期，术前 3 周期，术后 3 周期[10,11]

氟尿嘧啶类药物和奥沙利铂

奥沙利铂 85mg/m^2，静脉注射，第 1 天

亚叶酸钙 400mg/m^2，静脉注射，第 1 天

氟尿嘧啶 400mg/m^2，静脉推注，第 1 天

氟尿嘧啶 1200mg/m^2/d，持续静脉滴注 24 小时，第 1~2 天

每 14 天为 1 周期[24]

奥沙利铂 85mg/m^2，静脉注射，第 1 天

亚叶酸钙 200mg/m^2，静脉注射，第 1 天

氟尿嘧啶 2600mg/m^2，持续静脉滴注 24 小时，第 1 天

每 14 天为 1 周期[21]

卡培他滨 1000mg/m^2，口服，每日 2 次，第 1~14 天

奥沙利铂 130mg/m^2，静脉注射，第 1 天

每 21 天为 1 周期[25]

术前化疗

（限于胸段食管和 EGJ 腺癌）

氟尿嘧啶和顺铂

氟尿嘧啶 1000mg/m^2/d，持续静脉滴注 24 小时，第 1~4 天

顺铂 80mg/m^2，静脉注射，第 1 天

每 21 天 1 周期，术前 2 周期[12]

[††] 全身治疗方案的剂量和使用方法源于已发表文献和临床指南

抗肿瘤药物的选择、剂量确定、给药方法以及相关毒性的处理是复杂的。由于预期毒性反应、个体差异、既往治疗、营养状态和合并症情况存在差异，常常需要改变药物剂量和使用方法，并给予支持治疗。因此，为最佳使用抗肿瘤药物，需要具有抗肿瘤药物治疗和相关毒性反应处理方面丰富经验的治疗团队。

注：除非特别指出，NCCN 对所有建议均达成 2A 类共识。

临床试验：NCCN 认为任何肿瘤患者都可以在临床试验中得到最佳处理，因此特别鼓励肿瘤患者参加临床试验。

转下页

ESOPH-F

NCCN 指南 2017 年第 4 版食管和食管胃交界部癌

全身治疗原则——方案和剂量用法 ††

根治性放化疗（不手术）

首选方案

顺铂和氟尿嘧啶

顺铂 75~100mg/m², 静脉注射, 第 1 天

氟尿嘧啶 750~1000mg/m²/d, 持续静脉滴注 24 小时, 第 1~4 天

每 28 天 1 周期, 共 2~4 周期

与放疗同步化疗 2 周期, 放疗后继续化疗 2 周期 [13]

奥沙利铂和氟尿嘧啶

奥沙利铂 85mg/m², 静脉注射, 第 1,15 和 29 天共 3 次

氟尿嘧啶 180mg/m²/d, 静脉注射, 第 1~33 天 [5]

奥沙利铂 85mg/m², 静脉注射, 第 1 天

亚叶酸钙 400mg/m², 静脉注射, 第 1 天

氟尿嘧啶 400mg/m², 静脉推注, 第 1 天

氟尿嘧啶 800mg/m²/d, 持续静脉滴注 24 小时, 第 1~2 天

每 14 天为 1 周期, 与放疗联合 3 周期, 放疗后 3 周期 [4]

顺铂和卡培他滨

顺铂 30mg/m², 静脉注射, 第 1 天

卡培他滨 800mg/m², 口服, 每日 2 次, 第 1~5 天

每周 1 次, 连续 5 周 [52]

奥沙利铂和卡培他滨

奥沙利铂 85mg/m², 静脉注射, 第 1,15,29 天共 3 次

卡培他滨 625mg/m², 口服, 每日 2 次, 第 1~5 天, 每周重复, 共 5 周 [56]

紫杉醇和卡铂

紫杉醇 50mg/m², 静脉注射, 第 1 天

卡铂 AUC 2, 静脉注射, 第 1 天

每周 1 次, 共 5 周 [1]

其他方案

紫杉类药物和顺铂

紫杉醇 60mg/m², 静脉注射, 第 1,8,15 和 22 天

顺铂 75mg/m², 静脉注射, 第 1 天

给药 1 周期 [14]

多西他赛 60mg/m², 静脉注射, 第 1 和 22 天

顺铂 60~80mg/m², 静脉注射, 第 1 和 22 天

给药 1 周期 [15]

多西他赛 20~30mg/m², 静脉注射, 第 1 天

顺铂 20~30mg/m², 静脉注射, 第 1 天

每周 1 次, 共 5 周 [16]

伊立替康和顺铂

伊立替康 65mg/m², 静脉注射, 第 1,8,22 和 29 天

顺铂 30mg/m², 静脉注射, 第 1,8,22 和 29 天 [6]

其他方案——续

紫杉醇和氟尿嘧啶类药物

紫杉醇 45~50mg/m², 静脉注射, 第 1 天, 每周 1 次

氟尿嘧啶 300mg/m²/d, 持续静脉滴注, 第 1~5 天

每周重复, 共 5 周 [7]

紫杉醇 45~50mg/m², 静脉注射, 第 1 天

卡培他滨 625~825mg/m², 口服, 每日 2 次, 第 1~5 天

每周重复, 共 5 周 [7]

†† 全身治疗方案的剂量和使用方法源于已发表文献和临床指南

抗肿瘤药物的选择、剂量确定、给药方法以及相关毒性的处理是复杂的。由于预期毒性反应、个体差异、既往治疗、营养状态和合并症情况存在差异, 常常需要改变药物剂量和使用方法, 并给予支持治疗。因此, 为最佳使用抗肿瘤药物, 需要具有抗肿瘤药物治疗和相关毒性反应处理方面丰富经验的治疗团队。

转下页

注: 除非特别指出, NCCN 对所有建议均达成 2A 类共识。

临床试验: NCCN 认为任何肿瘤患者都可以在临床试验中得到最佳处理, 因此特别鼓励肿瘤患者参加临床试验。

ESOPH-F

全身治疗原则——方案和剂量用法 ††

术后放化疗（包括 EGJ）

氟尿嘧啶（推注）和亚叶酸钙（1 类）[17,57]

第 1、3 和 4 周期（放疗前和放疗后）

亚叶酸钙 20mg/m², 静脉推注, 第 1~5 天

氟尿嘧啶 425mg/m²/d, 静脉推注, 第 1~5 天

每 28 天为一个周期

第 2 周期（联合放疗）

亚叶酸钙 20mg/m², 静脉推注, 第 1~4 和第 31~33 天

氟尿嘧啶 400mg/m²/d, 静脉推注, 第 1~4 和第 31~33 天

35 天为一个周期

专家组认为国际协作组的 0116 研究 [17,57] 奠定了术后辅助放化疗的基础。

但是，考虑到相关毒性，专家组不推荐上述药物的剂量和使用方案。

专家组推荐以下改良的方案替代：

- 放化疗前 1 周期和放化疗后 2 周期

  卡培他滨 750~1000mg/m², 口服, 每日 2 次, 第 1~14 天, 每 28 天重复 [58]

- 放化疗前 1 周期和放化疗后 2 周期

  亚叶酸钙 400mg/m², 静脉注射, 第 1 和 15 天或第 1、2、15 和 16 天

  氟尿嘧啶 400mg/m², 静脉推注, 第 1 和 15 天或第 1、2、15 和 16 天

  氟尿嘧啶 600mg/m²/d, 持续静脉滴注 22 小时, 第 1、2、15 和 16 天

  每 28 天重复 [59]

联合放疗

氟尿嘧啶 200~250mg/m2/d, 持续静脉滴注 24 小时, 第 1~5 或第 1~7 天

每周重复, 共 5 周 [60]

联合放疗

卡培他滨 625~825mg/m², 口服, 每日 2 次, 第 1~5 或第 1~7 天

每周重复, 共 5 周 [61]

术后化疗

卡培他滨和奥沙利铂

卡培他滨 625mg/m², 口服, 每日 2 次, 第 1~14 天

奥沙利铂 130mg/m², 静脉注射, 第 1 天

每 31 天为一周期 [18]

†† 全身治疗方案的剂量和使用方法源于已发表文献和临床指南

抗肿瘤药物的选择、剂量确定、给药方法以及相关毒性的处理是复杂的。由于预期毒性反应、个体差异、既往治疗、营养状态和合并症情况存在差异，常常需要改变药物剂量和使用方法，并给予支持治疗。因此，为最佳使用抗肿瘤药物，需要具有抗肿瘤药物治疗和相关毒性反应处理方面丰富经验的治疗团队。

转下页

注：除非特别指出，NCCN 对所有建议均达成 2A 类共识。

临床试验：NCCN 认为任何肿瘤患者都可以在临床试验中得到最佳处理，因此特别鼓励肿瘤患者参加临床试验。

ESOPH-F

全身治疗原则——方案和剂量用法 [††]

转移性或局部进展期癌症的全身治疗（无局部治疗指征）

一线治疗

曲妥珠单抗（联合化疗）

曲妥珠单抗 8mg/kg 负荷量,静脉注射,第 1 周期第 1 天

然后曲妥珠单抗 6mg/kg,静脉注射,每 21 天重复 [19]

或

曲妥珠单抗 6mg/kg 负荷量,静脉注射,第 1 周期第 1 天

然后 4mg/kg,静脉注射,每 14 天重复

首选方案

氟尿嘧啶类药物和顺铂

顺铂 75~100mg/m², 静脉注射, 第 1 天

氟尿嘧啶 750~1000mg/m²/d, 持续静脉滴注 24 小时, 第 1~4 天

每 28 天为 1 周期 [20]

顺铂 50mg/m², 静脉注射, 第 1 天

亚叶酸钙 200mg/m², 静脉注射, 第 1 天

氟尿嘧啶 2000mg/m²/d, 持续静脉滴注 24 小时, 第 1 天

每 14 天为 1 周期 [21,22]

首选方案——续

顺铂 80mg/m², 静脉注射, 第 1 天

卡培他滨 1000mg/m², 口服, 每天 2 次, 第 1~14 天

每 21 天为 1 周期 [23]

氟尿嘧啶类和奥沙利铂

奥沙利铂 85mg/m², 静脉注射, 第 1 天

亚叶酸钙 400mg/m², 静脉注射, 第 1 天

氟尿嘧啶 400mg/m², 静脉推注, 第 1 天

氟尿嘧啶 1200mg/m²/d, 持续静脉滴注 24 小时, 第 1~2 天

每 14 天为 1 周期 [24]

奥沙利铂 85mg/m², 静脉注射, 第 1 天

亚叶酸钙 200mg/m², 静脉注射, 第 1 天

氟尿嘧啶 2600mg/m²/d, 持续静脉滴注 24 小时, 第 1 天

每 14 天为 1 周期 [21]

卡培他滨 1000mg/m², 口服, 每天 2 次, 第 1~14 天

奥沙利铂 130mg/m², 静脉注射, 第 1 天

每 21 天为 1 周期 [25]

首选方案——续

DCF 改良方案

多西他赛 40mg/m², 静脉注射, 第 1 天

亚叶酸钙 400mg/m², 静脉注射, 第 1 天

氟尿嘧啶 400mg/m², 静脉注射, 第 1 天

氟尿嘧啶 1000mg/m²/d, 持续静脉滴注 24 小时, 第 1~2 天

顺铂 40mg/m², 静脉注射, 第 3 天

每 14 天为 1 周期 [26]

多西他赛 50mg/m², 静脉注射, 第 1 天

奥沙利铂 85mg/m², 静脉注射, 第 1 天

氟尿嘧啶 1200mg/m²/d, 持续静脉滴注 24 小时, 第 1~2 天

每 14 天为 1 周期 [27]

多西他赛 75mg/m², 静脉注射, 第 1 天

卡铂 AUC 6, 静脉注射, 第 2 天

氟尿嘧啶 1200mg/m²/d, 持续静脉滴注 24 小时, 第 1~3 天

每 21 天为 1 周期 [28]

[††] 全身治疗方案的剂量和使用方法源于已发表文献和临床指南

抗肿瘤药物的选择、剂量确定、给药方法以及相关毒性的处理是复杂的。由于预期毒性反应、个体差异、既往治疗、营养状态和合并症情况存在差异,常常需要改变药物剂量和使用方法,并给予支持治疗。因此,为最佳使用抗肿瘤药物,需要具有抗肿瘤药物治疗和相关毒性反应处理方面丰富经验的治疗团队。

注:除非特别指出,NCCN 对所有建议均达成 2A 类共识。

临床试验:NCCN 认为任何肿瘤患者都可以在临床试验中得到最佳处理,因此特别鼓励肿瘤患者参加临床试验。

转下页

ESOPH-F

全身治疗原则——方案和剂量用法 [††]

转移性或局部进展期癌症的全身治疗 (无局部治疗指征)

一线治疗: 其他方案

紫杉醇和顺铂或卡铂
紫杉醇 $135\sim200mg/m^2$, 静脉注射, 第 1 天
顺铂 $75mg/m^2$, 静脉注射, 第 2 天
每 21 天为 1 周期 [29]

紫杉醇 $90mg/m^2$, 静脉注射, 第 1 天
顺铂 $50mg/m^2$, 静脉注射, 第 1 天
每 14 天为 1 周期 [30]

紫杉醇 $200mg/m^2$, 静脉注射, 第 1 天
卡铂 AUC 5, 静脉注射, 第 1 天
每 21 天为 1 周期 [31]

多西他赛和顺铂
多西他赛 $70\sim85mg/m^2$, 静脉注射, 第 1 天
顺铂 $70\sim75mg/m^2$, 静脉注射, 第 1 天
每 21 天为 1 周期 [32,33]

氟尿嘧啶类
亚叶酸钙 $400mg/m^2$, 静脉注射, 第 1 天
氟尿嘧啶 $400mg/m^2$, 静脉推注, 第 1 天
氟尿嘧啶 $1200mg/m^2/d$, 持续静脉滴注 24 小时,
第 1~2 天;
每 14 天为 1 周期 [22]

其他方案——续

氟尿嘧啶 $800mg/m^2/d$, 持续静脉滴注 24 小时, 第 1~5 天;
每 28 天为 1 周期 [34]

卡培他滨 $1000\sim1250mg/m^2$, 口服, 每天 2 次, 第 1~14 天;
每 21 天为 1 周期 [35]

紫杉类
多西他赛 $75\sim100mg/m^2$, 静脉注射, 第 1 天
每 21 天为 1 周期 [36,37]

紫杉醇 135-$250mg/m^2$, 静脉注射, 第 1 天
每 21 天为 1 周期 [38]

紫杉醇 $80mg/m^2$, 静脉注射, 第 1 天, 每周 1 次
每 28 天为 1 周期 [39]

氟尿嘧啶和伊立替康
伊立替康 $180mg/m^2$ 静脉注射, 第 1 天
亚叶酸钙 $400mg/m^2$ 静脉注射, 第 1 天
氟尿嘧啶 $400mg/m^2$ 推注, 第 1 天
氟尿嘧啶 $1200mg/m^2/d$, 持续静脉滴注 24 小时, 第 1 和 2 天
每 14 天为 1 周期
(仅用于腺癌) [40]

伊立替康 $80mg/m^2$ 静脉注射, 第 1 天

其他方案——续

亚叶酸钙 $500mg/m^2$ 静脉注射, 第 1 天
氟尿嘧啶 $2000mg/m^2/d$, 持续静脉滴注 24 小时, 第 1 天
每周 1 次, 共 6 周, 后休息 2 周 [62]

ECF
表柔比星 $50mg/m^2$ 静脉注射, 第 1 天
顺铂 $60mg/m^2$ 静脉注射, 第 1 天
氟尿嘧啶 $200mg/m^2/d$, 持续静脉滴注 24 小时, 第 1~21 天
每 21 天为 1 周期 [41]

改良 ECF
表柔比星 $50mg/m^2$ 静脉注射, 第 1 天
奥沙利铂 $130mg/m^2$ 静脉注射, 第 1 天
氟尿嘧啶 $200mg/m^2/d$, 持续静脉滴注 24 小时, 第 1~21 天
每 21 天为 1 周期 [10,11]

表柔比星 $50mg/m^2$ 静脉注射, 第 1 天
顺铂 $60mg/m^2$ 静脉注射, 第 1 天
卡培他滨 $625mg/m^2$ 口服, 每日 2 次, 第 1~21 天
每 21 天为 1 周期 [10,11]

表柔比星 $50mg/m^2$ 静脉注射, 第 1 天
奥沙利铂 $130mg/m^2$ 静脉注射, 第 1 天
卡培他滨 $625mg/m^2$ 口服, 每日 2 次, 第 1~21 天
每 21 天为 1 周期 [10,11]

[††] 全身治疗方案的剂量和使用方法源于已发表文献和临床指南

抗肿瘤药物的选择、剂量确定、给药方法以及相关毒性的处理是复杂的。由于预期毒性反应、个体差异、既往治疗、营养状态和合并症情况存在差异,常常需要改变药物剂量和使用方法,并给予支持治疗。因此,为最佳使用抗肿瘤药物,需要具有抗肿瘤药物治疗和相关毒性反应处理方面丰富经验的治疗团队。

注:除非特别指出,NCCN 对所有建议均达成 2A 类共识。
临床试验:NCCN 认为任何肿瘤患者都可以在临床试验中得到最佳处理,因此特别鼓励肿瘤患者参加临床试验。

转下页

ESOPH-F

全身治疗原则——方案和剂量用法 [††]

转移性或局部进展期癌症的全身治疗（无局部治疗指征）

二线治疗

首选方案

雷莫芦单抗和紫杉醇（仅用于腺癌）
雷莫芦单抗 8mg/kg，静脉注射，第 1 和 15 天
紫杉醇 80mg/m², 静脉注射，第 1、8 和 15 天
每 28 天为 1 周期 [42]

紫杉类
多西他赛 75~100mg/m²，静脉注射，第 1 天
每 21 天 1 周期 [36,37]

紫杉醇 135~250mg/m²，静脉注射，第 1 天
每 21 天为 1 周期 [38]

紫杉醇 80mg/m²，静脉注射，每周 1 次
每 28 天为 1 周期 [39]

紫杉醇 80mg/m²，静脉注射，第 1、8 和 15 天
每 28 天为 1 周期 [43]

首选方案——续

伊立替康
伊立替康 250~350mg/m², 静脉注射，第 1 天
每 21 天为 1 周期 [45]

伊立替康 150~180mg/m²，静脉注射，第 1 天
每 14 天为 1 周期 [43,44]

伊立替康 125mg/m²，静脉注射，第 1 和 8 天
每 21 天为 1 周期 [46]

雷莫芦单抗（仅用于腺癌）
雷莫芦单抗 8mg/kg，静脉注射，第 1 天
每 14 天为 1 周期 [47]

氟尿嘧啶和伊立替康
伊立替康 180mg/m²，静脉注射，第 1 天
亚叶酸钙 400mg/m²，静脉注射，第 1 天
氟尿嘧啶 400mg/m²，静脉推注，第 1 天
氟尿嘧啶 1200mg/m²/d，持续静脉滴注 24 小时，第 1 和 2 天

每 14 天为 1 周期
（仅用于腺癌）[44]

其他方案

伊立替康和顺铂
伊立替康 65mg/m²，静脉注射，第 1 和 8 天
顺铂 25~30mg/m²，静脉注射，第 1 和 8 天
每 21 天为 1 周期 [24,50]

派姆单抗（针对 MSI-H 或 dMMR 肿瘤行派姆单抗二线或后续治疗；针对 PD-L1 阳性的食管或食管胃结合部腺癌行派姆单抗三线或后续治疗）
派姆单抗 200mg IV 第 1 天
每 21 天为 1 周期 [53]

多西他赛和伊立替康
多西他赛 35mg/m² IV 第 1 和 8 天
伊立替康 50mg/m² IV 第 1 和 8 天
每 21 天为 1 周期 [54]

[††] 全身治疗方案的剂量和使用方法源于已发表文献和临床指南

抗肿瘤药物的选择、剂量确定、给药方法以及相关毒性的处理是复杂的。由于预期毒性反应、个体差异、既往治疗、营养状态和合并症情况存在差异，常常需要改变药物剂量和使用方法，并给予支持治疗。因此，为最佳使用抗肿瘤药物，需要具有抗肿瘤药物治疗和相关毒性反应处理方面丰富经验的治疗团队。

转下页

注：除非特别指出，NCCN 对所有建议均达成 2A 类共识。
临床试验：NCCN 认为任何肿瘤患者都可以在临床试验中得到最佳处理，因此特别鼓励肿瘤患者参加临床试验。

全身治疗原则——参考文献

[1] van Hagen P, Hulshof MC, van Lanschot JJ, et al. Preoperative chemoradiotherapy for esophageal or junctional cancer. N Engl J Med 2012;366:2074-2084.

[2] Tepper J, Krasna MJ, Niedzwiecki D, et al. Phase III trial of trimodality therapy with cisplatin, fluorouracil, radiotherapy, and surgery compared with surgery alone for esophageal cancer: CALGB 9781. J Clin Oncol 2008;26:1086-1092.

[3] Bedenne L, Michel P, Bouche O, et al. Chemoradiation followed by surgery compared with chemoradiation alone in squamous cancer of the esophagus: FFCD 9102. J Clin Oncol 2007;25:1160-1168.

[4] Conroy T, Galais MP, Raoul JL, et al. Definitive chemoradiotherapy with FOLFOX versus fluorouracil and cisplatin in patients with oesophageal cancer (PRODIGE5/ACCORD17): final results of a randomised, phase 2/3 trial. Lancet Oncol 2014;15:305-314.

[5] Khushalani NI, Leichman CG, Proulx G, et al. Oxaliplatin in combination with protracted-infusion fluorouracil and radiation: report of a clinical trial for patients with esophageal cancer. J Clin Oncol 2002;20:2844-2850.

[6] Sharma R, Yang GY, Nava HR, et al. A single institution experience with neoadjuvant chemoradiation (CRT) with irinotecan (I) and cisplatin (C) in locally advanced esophageal carcinoma (LAEC) [abstract]. J Clin Oncol 2009;27 (Suppl 15):Abstract e15619.

[7] Ajani JA, Winter K, Okawara GS, et al. Phase II trial of preoperative chemoradiation in patients with localized gastric adenocarcinoma (RTOG 9904): quality of combined modality therapy and pathologic response. J Clin Oncol 2006;24:3953-3958.

[8] Ychou M, Boige V, Pignon J-P, et al. Perioperative chemotherapy compared with surgery alone for resectable gastroesophageal adenocarcinoma: an FNCLCC and FFCD multicenter phase III trial. J Clin Oncol 2011;29:1715-1721.

[9] Cunningham D, Allum WH, Stenning SP, et al. Perioperative chemotherapy versus surgery alone for resectable gastroesophageal cancer. N Engl J Med 2006;355:11-20.

[10] Sumpter K, Harper-Wynne C, Cunningham D, et al. Report of two protocol planned interim analyses in a randomised multicentre phase III study comparing capecitabine with fluorouracil and oxaliplatin with cisplatin in patients with advanced oesophagogastric cancer receiving ECF. Br J Cancer 2005;92:1976-1983.

[11] Cunningham D, Starling N, Rao S, et al. Capecitabine and oxaliplatin for advanced esophagogastric cancer. N Engl J Med 2008;358:36-46.

[12] Alderson D, Langley RE, Nankivell MG, et al. Neoadjuvant chemotherapy for resectable oesophageal and junctional adenocarcinoma: Results from the UK Medical Research Council randomised OEO5 trial (ISRCTN 01852072) [abstract]. J Clin Oncol 2015;33 (15_suppl):Abstract 4002.

[13] Minsky BD, Pajak TF, Ginsberg RJ, et al. INT 0123 (Radiation Therapy Oncology Group 94-05) phase III trial of combined-modality therapy for esophageal cancer: high-dose versus standard-dose radiation therapy. J Clin Oncol 2002;20:1167-1174.

[14] Urba SG, Orringer MB, Ianettonni M, et al. Concurrent cisplatin, paclitaxel, and radiotherapy as preoperative treatment for patients with locoregional esophageal carcinoma. Cancer 2003;98:2177-2183.

[15] Li QQ, Liu MZ, Hu YH, et al. Definitive concomitant chemoradiotherapy with docetaxel and cisplatin in squamous esophageal carcinoma. Dis Esophagus 2010;23:253-259.

[16] Day FL, Leong T, Ngan S, et al. Phase I trial of docetaxel, cisplatin and concurrent radical radiotherapy in locally advanced oesophageal cancer. Br J Cancer 2011;104:265-271.

[17] Smalley SR, Benedetti JK, Haller DG, et al. Updated analysis of SWOG-directed intergroup study 0116: a phase III trial of adjuvant radiochemotherapy versus observation after curative gastric cancer resection J Clin Oncol 2012;30:2327-2333

[18] Noh SH, Park SR, Yang HK, et al. Adjuvant capecitabine plus oxaliplatin for gastric cancer after D2 gastrectomy (CLASSIC): 5-year follow-up of an open-label, randomised phase 3 trial Lancet Oncol 2014; 15:1389-1396.

[19] Bang YJ, Van Cutsem E, Feyereislova A, et al. Trastuzumab in combination with chemotherapy versus chemotherapy alone for treatment of HER2-positive advanced gastric or gastro-oesophageal junction cancer (ToGA): a phase 3, open-label, randomised controlled trial. Lancet 2010;376:687-697.

[20] Lorenzen S, Schuster T, Porschen R, et al. Cetuximab plus cisplatin-5-fluorouracil versus cisplatin-5-fluorouracil alone in first-line metastatic squamous cell carcinoma of the esophagus: a randomized phase II study of the Arbeitsgemeinschaft Internistische Onkologie. Ann Oncol 2009;20:1667-1673.

[21] Al-Batran S-E, Hartmann JT, Probst S, et al. Phase III trial in metastatic gastroesophageal adenocarcinoma with fluorouracil, leucovorin plus either oxaliplatin or cisplatin: a study of the Arbeitsgemeinschaft Internistische Onkologie. J Clin Oncol 2008;26:1435-1442.

[22] Bouche O, Raoul JL, Bonnetain F, et al. Randomized multicenter phase II trial of a biweekly regimen of fluorouracil and leucovorin (LV5FU2), LV5FU2 plus cisplatin, or LV5FU2 plus irinotecan in patients with previously untreated metastatic gastric cancer: a Federation Francophone de Cancerologie Digestive Group Study--FFCD 9803. J Clin Oncol 2004;22:4319-4328.

[23] Kang YK, Kang WK, Shin DB, et al. Capecitabine/cisplatin versus 5-fluorouracil/cisplatin as first-line therapy in patients with advanced gastric cancer: a randomised phase III noninferiority trial. Ann Oncol 2009;20:666-673.

[24] Enzinger PC, Burtness BA, Niedzwiecki D, et al. CALGB 80403 (Alliance)/E1206: A Randomized Phase II Study of Three Chemotherapy Regimens Plus Cetuximab in Metastatic Esophageal and Gastroesophageal Junction Cancers. J Clin Oncol 2016;34:2736-2742.

[25] Kim GM, Jeung HC, Rha SY, et al. A randomized phase II trial of S-1-oxaliplatin versus capecitabine-oxaliplatin in advanced gastric cancer. Eur J Cancer 2012;48:518-526.

[26] Shah MA, Janjigian YY, Stoller R, et al. Randomized multicenter phase II study of modified docetaxel, cisplatin, and fluorouracil (DCF) versus DCF plus growth factor support in patients with metastatic gastric adenocarcinoma: a study of the US Gastric Cancer Consortium. J Clin Oncol 2015;33:3874-3879.

[27] Shankaran V, Mulcahy MF, Hochster HS, et al. Docetaxel, oxaliplatin, and 5-fluorouracil for the treatment of metastatic or unresectable gastric or gastroesophageal junction (GEJ) adenocarcinomas: Preliminary results of a phase II study. Gastrointestinal Cancers Symposium 2009:Abstract 47.

[28] Elkerm YM, Elsaid A, AL-Batran S, Pauligk C. Final results of a phase II trial of docetaxel-carboplatin-FU in locally advanced gastric carcinoma [abstract]. Presented at the Gastrointestinal Cancers Symposium 2008. Abstract 38.

[29] Ilson DH, Forastiere A, Arquette M, et al. A phase II trial of paclitaxel and cisplatin in patients with advanced carcinoma of the esophagus. Cancer J 2000;6:316-323.

转下页

注:除非特别指出,NCCN 对所有建议均达成 2A 类共识。

临床试验:NCCN 认为任何肿瘤患者都可以在临床试验中得到最佳处理,因此特别鼓励肿瘤患者参加临床试验。

ESOPH-F

全身治疗原则——参考文献

[30]Petrasch S, Welt A, Reinacher A, et al. Chemotherapy with cisplatin and paclitaxel in patients with locally advanced, recurrent or metastatic oesophageal cancer. Br J Cancer 1998;78:511-514.

[31]Gadgeel SM, Shields AF, Heilbrun LK, et al. Phase II study of paclitaxel and carboplatin in patients with advanced gastric cancer. Am J Clin Oncol 2003;26:37-41.

[32]Ajani JA, Fodor MB, Tjulandin SA, et al. Phase II multi-institutional randomized trial of docetaxel plus cisplatin with or without fluorouracil in patients with untreated, advanced gastric, or gastroesophageal adenocarcinoma. J Clin Oncol 2005;23:5660-5667.

[33]Kim JY, Do YR, Park KU, et al. A multi-center phase II study of docetaxel plus cisplatin as first-line therapy in patients with metastatic squamous cell esophageal cancer. Cancer Chemother Pharmacol 2010;66:31-36.

[34]Ohtsu A, Shimada Y, Shirao K, et al. Randomized phase III trial of fluorouracil alone versus fluorouracil plus cisplatin versus uracil and tegafur plus mitomycin in patients with unresectable, advanced gastric cancer: The Japan Clinical Oncology Group Study (JCOG9205). J Clin Oncol 2003;21:54-59.

[35]Hong YS, Song SY, Lee SI, et al. A phase II trial of capecitabine in previously untreated patients with advanced and/or metastatic gastric cancer. Ann Oncol 2004;15:1344-1347.

[36]Albertsson M, Johansson B, Friesland S, et al. Phase II studies on docetaxel alone every third week, or weekly in combination with gemcitabine in patients with primary locally advanced, metastatic, or recurrent esophageal cancer. Med Oncol 2007;24:407-412.

[37]Ford HE, Marshall A, Bridgewater JA, et al. Docetaxel versus active symptom control for refractory oesophagogastric adenocarcinoma (COUGAR-02): an open-label, phase 3 randomised controlled trial. Lancet Oncol 2014;15:78-86.

[38]Ajani JA, Ilson DH, Daugherty K, et al. Activity of taxol in patients with squamous cell carcinoma and adenocarcinoma of the esophagus. J Natl Cancer Inst 1994;86:1086-1091.

[39]Ilson DH, Wadleigh RG, Leichman LP, Kelsen DP. Paclitaxel given by a weekly 1-h infusion in advanced esophageal cancer. Ann Oncol 2007;18:898-902.

[40]Guimbaud R, Louvet C, Ries P, et al. Prospective, randomized, multicenter, phase III study of fluorouracil, leucovorin, and irinotecan versus epirubicin, cisplatin, and capecitabine in advanced gastric adenocarcinoma: A French Intergroup (Fédération Francophone de Cancérologie Digestive, Fédération Nationale des Centres de Lutte Contre le Cancer, and Groupe Coopérateur Multidisciplinaire en ncologie) Study. J Clin Oncol 2014;32:3520-3526.

[41]Ross P, Nicolson M, Cunningham D, et al. Prospective randomized trial comparing mitomycin, cisplatin, and protracted venous-infusion fluorouracil (PVI 5-FU) with epirubicin, cisplatin, and PVI 5-FU in advanced esophagogastric cancer. J Clin Oncol 2002;20:1996-2004.

[42]Wilke H, Muro K, Van Cutsem E, et al. Ramucirumab plus paclitaxel versus placebo plus paclitaxel in patients with previously treated advanced gastric or gastro-oesophageal junction adenocarcinoma (RAINBOW): a double-blind, randomised phase 3 trial. Lancet Oncol 2014;1224-1235.

[43]Hironaka S, Ueda S, Yasui H, et al. Randomized, open-label, phase III study comparing irinotecan with paclitaxel in patients with advanced gastric cancer without severe peritoneal metastasis after failure of prior combination chemotherapy using fluoropyrimidine plus platinum: WJOG 4007 Trial. J Clin Oncol 2013;31:4438-4444.

[44]Sym SJ, Hong J, Park J, et al. A randomized phase II study of biweekly irinotecan monotherapy or a combination of irinotecan plus 5-fluorouracil/leucovorin (mFOLFIRI) in patients with metastatic gastric adenocarcinoma refractory to or progressive after first-line chemotherapy. Cancer Chemother Pharmacol 2013;71:481-488.

[45]Thuss-Patience PC, Kretzschmar A, Bichev D, et al. Survival advantage for irinotecan versus best supportive care as second-line chemotherapy in gastric cancer--a randomised phase III study of the Arbeitsgemeinschaft Internistische Onkologie (AIO). Eur J Cancer 2011;47:2306-2314.

[46]Fuchs CS, Moore MR, Harker G, et al. Phase III comparison of two irinotecan dosing regimens in second-line therapy of metastatic colorectal cancer. J Clin Oncol 2003;21:807-814.

[47]Fuchs CS, Tomasek J, Yong CJ, et al. Ramucirumab monotherapy for previously treated advanced gastric or gastro-oesophageal junction adenocarcinoma (REGARD): an international, randomised, multicentre, placebo-controlled, phase 3 trial. Lancet 2014;383:31-39.

[48]Sym SJ, Ryu MH, Lee JL, et al. Salvage chemotherapy with biweekly irinotecan, plus 5-fluorouracil and leucovorin in patients with advanced gastric cancer previously treated with fluoropyrimidine, platinum, and taxane. Am J Clin Oncol 2008;31:151-156.

[49]Assersohn L, Brown G, Cunningham D, et al. Phase II study of irinotecan and 5-fluorouracil/leucovorin in patients with primary refractory or relapsed advanced oesophageal and gastric carcinoma. Ann Oncol 2004;15:64-69.

[50]Ilson DH. Phase II trial of weekly irinotecan/cisplatin in advanced esophageal cancer. Oncology (Williston Park) 2004;18:22-25.

[51]Le DT, Uram JN, Wang H, et al. PD-1 Blockade in Tumors with Mismatch-Repair Deficiency. N Engl J Med 2015;372:2509-2520.

[52]Le DT, Durham JN, Smith KN, et al. Mismatch repair deficiency predicts response of solid tumors to PD-1 blockade. Science 2017;357:409-413.

[53]Fuchs CS, Doi T, Jang RW-J, et al. KEYNOTE-059 cohort 1: Efficacy and safety of pembrolizumab (pembro) monotherapy in patients with previously treated advanced gastric cancer [abstract]. Journal of Clinical Oncology 2017;35:4003-4003.

[54]Burtness B, Gibson M, Egleston B, et al. Phase II trial of docetaxel-irinotecan combination in advanced esophageal cancer. Ann Oncol 2009;20:1242-1248.

[55]Lee SS, Kim SB, Park SI, et al. Capecitabine and cisplatin chemotherapy (XP) alone or sequentially combined chemoradiotherapy containing XP regimen in patients with three different settings of stage IV esophageal cancer. Jpn J Clin Oncol 2007;37:829-835.

[56]Javle M, Yang G, Nwogu CE, et al. Capecitabine, oxaliplatin and radiotherapy: a phase IB neoadjuvant study for esophageal cancer with gene expression analysis. Cancer Invest 2009;27:193-200.

[57]Macdonald JS, Smalley SR, Benedetti J, et al. Chemoradiotherapy after surgery compared with surgery alone for adenocarcinoma of the stomach or gastroesophageal junction. N Engl J Med 2001;345:725-730.

[58]Jansen EP, Boot H, Saunders MP, et al. A phase I-II study of postoperative capecitabine-based chemoradiotherapy in gastric cancer. Int J Radiat Oncol Biol Phys 2007;69:1424-1428.

[59]Andre T, Quinaux E, Louvet C, et al. Phase III study comparing a semimonthly with a monthly regimen of fluorouracil and leucovorin as adjuvant treatment for stage II and III colon cancer patients: final results of GERCOR C96.1. J Clin Oncol 2007;25:3732-3738.

[60]Leong T, Joon DL, Willis D, et al. Adjuvant chemoradiation for gastric cancer using epirubicin, cisplatin, and 5-fluorouracil before and after three-dimensional conformal radiotherapy with concurrent infusional 5-fluorouracil: a multicenter study of the trans-tasman radiation oncology group. Int J Radiat Oncol Biol Phys 2011;79:690-695.

[61]Lee HS, Choi Y, Hur WJ, et al. Pilot study of postoperative adjuvant chemoradiation for advanced gastric cancer: adjuvant 5-FU/cisplatin and chemoradiation with capecitabine. World J Gastroenterol 2006;12:603-607.

[62]Wolff K, Wein A, Reulbach U, et al. Weekly high-dose 5-fluorouracil as a 24-h infusion and sodium folinic acid (AIO regimen) plus irinotecan in patients with locally advanced nonresectable and metastatic adenocarcinoma or squamous cell carcinoma of the oesophagus: a phase II trial. Anticancer Drugs 2009;20:165-173.

注:除非特别指出,NCCN 对所有建议均达成 2A 类共识。

临床试验:NCCN 认为任何肿瘤患者都可以在临床试验中得到最佳处理,因此特别鼓励肿瘤患者参加临床试验。

ESOPH-F

NCCN 指南 2017 年第 4 版食管和食管胃交界部癌

放射治疗原则

一般原则

- 治疗建议应由联合会诊和(或)经包括外科、放疗、内科、放射科、胃肠病学和病理科等在内的多学科团队共同讨论后制定。
- 多学科团队应当对 CT、钡餐、超声内镜(EUS)、内镜检查和可能获得的 PET/PET-CT 进行评估。这样可以在模拟定位前确定治疗范围和照射野的边界。
- 所有从治疗前的诊断检查中获得的信息均应用于靶区的确定。
- 一般而言,Siewert Ⅰ 型、Ⅱ 型肿瘤应该按食管癌和食管胃交界部癌(EGJ)的放射治疗指南处理。Siewert Ⅲ 型肿瘤的治疗取决于临床情况, Siewert Ⅲ 型肿瘤患者根据治疗中心偏好可以接受围手术期化疗或术前放化疗,大多数情况下依据胃癌治疗指南联合放疗更为恰当。这些治疗建议可根据肿瘤主体位置进行调整。

模拟定位和治疗计划

- 应使用 CT 模拟定位和适形治疗计划。如果临床上需要降低危及器官(如心、肺等)受量,3-D 技术无法实现时,采用调强放射治疗(IMRT)技术或质子治疗 * 是合理的。
- 由于稳定性和可重复性更高,仰卧位为最佳治疗体位。
- 医务工作者应该指导因为肿瘤而需要放疗近端胃的患者,在模拟定位或者放疗之前 3 个小时避免摄入大量食物。
- 如果临床条件允许时,CT 模拟定位时可使用静脉和(或)口服造影剂以帮助定位靶区。
- 强烈推荐采用固定装置以提高日常摆位的可重复性。
- 远端食管和 EGJ 的病灶受呼吸运动的影响可能较大。应用四维 CT 计划系统或其他运动控制技术时,靶区边界可根据观察到的运动进行调整,合理情况下也可适当减小边界。四维 CT 数据可用于勾画内靶区(ITV),并在其基础上外扩形成临床靶区(CTV)和计划靶区(PTV)。
- 制定调强放疗计划时,需谨慎勾画和确认靶区。应考虑胃充盈和呼吸运动的带来的不确定性。对于例如肺这样的器官,需同时注意高剂量的肺受照体积和低中剂量的肺受照体积。同时需注意保护未受累的胃组织以用于今后重建(例如,吻合部位)。

* 质子放射治疗数据尚粗浅和积累,理想的情况下,患者应该在临床研究中接受质子放射治疗。

> 注:除非特别指出,NCCN 对所有建议均达成 2A 类共识。
>
> 临床试验:NCCN 认为任何肿瘤患者都可以在临床试验中得到最佳处理,因此特别鼓励肿瘤患者参加临床试验。

转下页

ESOPH-G

放射治疗原则

靶区剂量(一般原则):

- 大体肿瘤体积(GTV)应包括定位扫描图像和上述总原则部分中所列其他治疗前检查所确定的原发肿瘤和受累区域淋巴结。
- CTV 可以包括存在微小病灶风险的区域。CTV 定义为原发肿瘤沿食管和贲门长径上下外扩 3~4cm,横向外扩 1cm[1]。淋巴结 CTV 应定义为淋巴结 GTV 外扩 0.5~1.5cm。CTV 还应包括选择性淋巴引流区,例如腹腔干,但这一范围取决于原发肿瘤在食管和胃食管结合部的位置。
- PTV 应外扩 0.5~1cm。由呼吸运动带来的误差应考虑在内。
- 淋巴结选择性照射是根据食管和 EGJ 原发肿瘤的位置而定的。
  - ‣ 颈段食管:考虑照射锁骨上淋巴引流区和更高水平的颈部淋巴引流区,尤其是淋巴结分期 N1 或以上者。
  - ‣ 上段 1/3 食管:考虑照射食管旁淋巴引流区和锁骨上淋巴引流区。
  - ‣ 中段 1/3 食管:考虑照射食管旁淋巴引流区。
  - ‣ 下段 1/3 食管和 EGJ:考虑照射食管旁、胃小弯、脾区淋巴结和腹腔干淋巴结区。

转下页

注:除非特别指出,NCCN 对所有建议均达成 2A 类共识。
临床试验:NCCN 认为任何肿瘤患者都可以在临床试验中得到最佳处理,因此特别鼓励肿瘤患者参加临床试验。

ESOPH-G

放射治疗原则

正常组织耐受剂量限制

- 治疗计划必须降低危及器官不必要的照射剂量,包括肝脏。
- 肺的受照剂量需特别注意,尤其对于术前治疗的患者。正常肺组织(靶区外 2cm)受照剂量不应超过 40Gy。根据临床实际情况,照射剂量可适当超过指南剂量。

▶ 肺 [a]
  ◇ $V_{40Gy} \leqslant 10\%$
  ◇ $V_{30Gy} \leqslant 15\%$
  ◇ $V_{20Gy} \leqslant 20\%$
  ◇ $V_{10Gy} \leqslant 40\%$
  ◇ $V_{05Gy} \leqslant 50\%$
  ◇ 平均剂量 <20Gy

▶ 脊髓
  ◇ 最大剂量 $\leqslant 45Gy$

▶ 小肠
  ◇ 最大剂量 < 最大 PTV 剂量
  ◇ $D_{05} \leqslant 45Gy$
  ◇ 心脏
  ◇ $V_{30Gy} \leqslant 30\%$(最好接近 20%)
  ◇ 平均剂量 <30Gy

▶ 左肾,右肾(每个肾单独评估)
  ◇ 接受 18Gy 以上照射的肾体积不超过 33%
  ◇ 平均剂量 <18Gy

▶ 肝
  ◇ $V_{20Gy} \leqslant 30\%$
  ◇ $V_{30Gy} \leqslant 20\%$
  ◇ 平均剂量 <25Gy

▶ 胃
  ◇ 平均剂量 <30Gy(如果不在 PTV 内)
  ◇ 最大剂量 <54Gy

[a] 虽然还没有最佳标准的共识,但是强烈推荐采用肺的剂量体积直方图(DVH)参数作为同步放化疗的食管癌患者肺部并发症的预测因子。应尽可能降低肺受照体积和剂量。治疗医师应该认识到减少 DVH 的方法并不是肺部并发症的唯一危险因素。需重点考虑还包括治疗后手术方案、治疗前肺功能和相关并发症。DVH 参数作为食管癌患者肺部并发症的预测因子,现在是 NCCN 成员机构以及其他单位中进展最活跃的领域。

转下页

注:除非特别指出,NCCN 对所有建议均达成 2A 类共识。

临床试验:NCCN 认为任何肿瘤患者都可以在临床试验中得到最佳处理,因此特别鼓励肿瘤患者参加临床试验。

ESOPH-G

NCCN 指南 2017 年第 4 版食管和食管胃交界部癌

放射治疗原则

剂量

- 术前放疗：41.4~50.4Gy（1.8~2.0Gy/d）[b]
- 术后放疗：45~50.4Gy（1.8~2.0Gy/d）
- 根治性放疗：50~50.4Gy（1.8~2.0Gy/d）[2]
  - ‣ 对于颈段食管癌可能需要更高剂量，尤其是不考虑手术的情况下[c]。

支持治疗

- 应当避免因可控的急性毒性反应所致的治疗中断或剂量降低。密切监测及积极的支持治疗有利于避免治疗中断。
- 放疗期间，患者至少应每周评估一次状态，包括生命体征、体重和血细胞计数。
- 必要时给予预防性止吐。必要时可应用抑酸药和止泻药。
- 若评估热量摄入 <1500kcal/d，应考虑经口和／或肠内营养。必要时可放置空肠造瘘管（J 管）或鼻饲管进食，以保证足够的热量摄入。手术中可置入 J 管用于术后营养支持。
- 在整个放化疗过程和早期康复过程中，充足的肠内和（或）静脉营养是必要的。

[b] 由于并发症或其他危险因素而不能手术的高危患者应接受 50~50.4Gy（1.8~2Gy/d）的剂量，因为较低的术前放疗剂量可能不够。

[c] 已发表的研究报道的放疗剂量为 60~66Gy（1.8-2Gy/d）的，但并无随机研究证据支持该剂量比 50~50.4Gy（1.8~2Gy/d）的剂量范围有任何获益或危害。

转下页

注：除非特别指出，NCCN 对所有建议均达成 2A 类共识。

临床试验：NCCN 认为任何肿瘤患者都可以在临床试验中得到最佳处理，因此特别鼓励肿瘤患者参加临床试验。

ESOPH-G

转放射治疗原则
（参考文献）

1 Gao XS，Qiao X，Wu F，et al. Pathological analysis of clinical targetvolume margin for radiotherapy in patients with esophageal and gastroesophageal junction carcinoma. Int J Radiat Oncol Biol Phys 2007；67：389-396.

2 Minsky BD，Pajak TF，Ginsberg RJ，et al. INT 0123（Radiation Therapy Oncology Group 94-05）phase III trial of combined-modality therapy for esophageal cancer：high-dose versus standard-dose radiation therapy. J Clin Oncol 2002；20：1167-1174.

注：除非特别指出，NCCN 对所有建议均达成 2A 类共识。

临床试验：NCCN 认为任何肿瘤患者都可以在临床试验中得到最佳处理，因此特别鼓励肿瘤患者参加临床试验。

ESOPH-G

姑息 / 最佳支持治疗原则 [1-7]

无论疾病的分期及所需要的其他治疗,最佳支持治疗的目的是为了避免和减轻痛苦,向患者及其家庭提供可能的最佳生活质量。对于食管癌,通过干预措施以缓解主要症状可显著延长生存。多学科协作治疗时效果更明显,因此,鼓励通过多学科协作治疗以实现食管癌患者的姑息治疗。

吞咽困难

- 最好通过标准化的评分系统和确认吞咽困难的病因,评估病变范围、吞咽功能损害的程度。
- 吞咽困难程度评级 [8]
  - 0 度:无需特别注意食物块的大小或是否能嚼碎就能吞咽固体食物
  - 1 度:能吞咽切成片的直径小于 18mm 和充分嚼碎的固体食物。
  - 2 度:可吞咽半流食(同婴儿食物)。
  - 3 度:只能吞咽液体。
  - 4 度:不能吞咽液体或口水。
- 食管癌引起的吞咽困难最常来源于梗阻,但有时也可能由肿瘤相关食管运动障碍所致。
- 无法接受治愈性手术治疗的吞咽困难患者,根据症状的严重程度应该考虑缓解他们的吞咽困难症状。有多种方法可以采用,放置食管支架最常被采用。但是,如果将来准备接受治愈性手术则不建议放置支架,因为支架的相关不良事件可能阻碍后期治愈性手术。

转下页

注:除非特别指出,NCCN 对所有建议均达成 2A 类共识。

临床试验:NCCN 认为任何肿瘤患者都可以在临床试验中得到最佳处理,因此特别鼓励肿瘤患者参加临床试验。

ESOPH-H

姑息 / 最佳支持治疗原则 [1-7]

梗阻

- **完全性食管梗阻**
  - 内镜下管腔修复治疗,通常采用同时性逆向(经胃造瘘口)和顺向内镜操作
  - 若无法内镜修复管腔治疗或内镜管腔修复治疗失败,建立肠内营养通路
    - 外科或影像下置入空肠或胃造瘘管
  - 外照射放疗
  - 如果可以修复管腔并可以使用合适的近距离照射设备,近距离放射疗法可以代替外照射放疗。近距离治疗应该由有食管近距离治疗经验的医师来操作。
  - 光动力治疗可以有效治疗食管梗阻,但受限于光敏剂的使用和费用。[9]
  - 化疗
  - 在经过仔细选择的患者,手术有时可能有效。
- **严重食管梗阻**(仅可以吞咽液体)
  - 导丝引导扩张或球囊扩张(扩张恶性食管狭窄需谨慎,可能增加穿孔风险)

- 内镜或透视引导下置入部分或全部覆膜金属可膨胀支架。
  - 许多数据提示采用更大直径的金属覆膜可膨胀支架会降低移位和再梗阻的发生率,但可能导致出血和食管气管瘘等并发症风险增加[10]。
  - 在可能的情况下,支架远端应置于食管胃结合部以上,以减少反流症状和误吸风险。
- 外照射[11]和近距离内照射放疗均可以有效治疗恶性梗阻
  - 相对于内镜治疗,外照射和近距离内照射放疗对症状的缓解较慢,但也可能更持久。[12,13]
- 其他上述提到的方法
- **中度食管梗阻**(可进食半流食)
  - 上述提到的措施也可以考虑,但应平衡相关风险

疼痛
- 如果患者有肿瘤相关疼痛,疼痛的相关评估和治疗参见 NCCN 成人癌症疼痛治疗指南。
  - 一旦食管支架置入后发生不可控制的严重疼痛,应该内镜下取出支架。

转下页

注:除非特别指出,NCCN 对所有建议均达成 2A 类共识。

临床试验:NCCN 认为任何肿瘤患者都可以在临床试验中得到最佳处理,因此特别鼓励肿瘤患者参加临床试验。

ESOPH-H

姑息 / 最佳支持治疗原则[1-7]

出血

- 食管癌急性出血提示为接近肿瘤终末期,继发于食管主动脉瘘形成。内镜检查和介入可能导致急性大量出血,因此应慎用。
  - 如果为肿瘤表面出血,内镜电凝技术如双极电刀或氩气刀可能对控制出血有效。但是,有限的资料显示初始内镜治疗可能有效,但再次发生出血的几率非常高。[14]
- 食管癌引起的慢性失血
  - 外照射放疗

恶心 / 呕吐

- 如果患者长期恶心和呕吐,治疗方案应参照 NCCN 止吐指南。
- 恶心和呕吐可能与管腔阻塞有关,因此应采用内镜或透视检查以明确是否有必要行管腔扩张治疗。

[1]Homs MY, Steyerberg EW, Eijkenboom WM, et al. Single-dose brachytherapy versus metal stent placement for the palliation of dysphagia from oesophageal cancer: multicentre randomised trial. Lancet 2004;364:1497-1504.

[2]Ilson DH, Saltz L, Enzinger P, et al. Phase II trial of weekly irinotecan plus cisplatin in advanced esophageal cancer. J Clin Oncol 1999;17:3270-3275.

[3]Ross WA, Alkassab F, Lynch PM, et al. Evolving role of self-expanding metal stents in the treatment of malignant dysphagia and fistulas. Gastrointest Endosc 2007;65:70-76.

[4]Shin JH, Song HY, Kim JH, et al. Comparison of temporary and permanent stent placement with concurrent radiation therapy in patients with esophageal carcinoma. J Vasc Interv Radiol 2005;16:67-74.

[5]Vakil N, et al. A prospective, randomized, controlled trial of covered expandable metal stents in the palliation of malignant esophageal obstruction at the gastroesophageal junction. Am J Gastroenterol 2001;96:1791–1799.

[6]Verschuur EM, Morris AL, Marcon N, et al. New design esophageal stents for the palliation of dysphagia from esophageal or gastric cardia cancer: a randomized trial. Am J Gastroenterol 2008;103:304-312.

[7]Fan Y, Song HY, Kim JH, et al. Evaluation of the incidence of esophageal complications associated with balloon dilation and their management in patients with malignant esophageal strictures. AJR Am J Roentgenol 2012;198:213-218.

[8]Blazeby JM, Williams MH, Brookes ST, et al. Quality of life measurement in patients with oesophageal cancer. Gut 1995;37:505-508.

[9]Petersen BT, Chuttani R, Croffie J, et al. Photodynamic therapy for gastrointestinal disease. Gastrointest Endosc. 2006 Jun;63:927-932.

[10]White RE, Chepkwony R, Mwachiro M, et al. Randomized trial of small-diameter versus large-diameter esophageal stents for palliation of malignant esophageal obstruction. J Clin Gastroenterol 2015;49:660-665.

[11]Murray LJ, Din OS, Kumar VS, et al. Palliative radiotherapy in patients with esophageal carcinoma: A retrospective review. Pract Radiat Oncol 2012;2:257-264.

[12]Hanna WC, Sudarshan M, Roberge D, et al. What is the optimal management of dysphagia in metastatic esophageal cancer? Curr Oncol 2012;19:e60-66.

[13]Homs MY, Steyerberg EW, Eijkenboom WM, et al. Single-dose brachytherapy versus metal stent placement for the palliation of dysphagia from oesophageal cancer: multicentre randomised trial. Lancet 2004;364:1497-504.

[14]Sheibani S, Kim JJ, Chen B, et al. Natural history of acute upper GI bleeding due to tumours: short-term success and long-term recurrence with or without endoscopic therapy. Aliment Pharmacol Ther 2013;38:144-150.

注:除非特别指出,NCCN 对所有建议均达成 2A 类共识。

临床试验:NCCN 认为任何肿瘤患者都可以在临床试验中得到最佳处理,因此特别鼓励肿瘤患者参加临床试验。

ESOPH-H

随诊原则

对成功的食管或胃食管结合部癌局部治疗后的随诊策略目前仍存在争议,前瞻性的数据很少,不足以支持建立适当的可以平衡某一人群的获益与风险(包括花费)的算法。

本文的目的是依据现有的回顾性分析文章及专家小组成员的个体化随诊经验,为分期-特异性随诊提供一定的指导意见[1-6]。我们希望有前瞻性的数据出现,这样便可以提供循证随诊意见。

值得注意的是,虽然绝大多数(约 90%)复发出现在局部治疗后 2 年内,仍有一些潜在的复发可能出现在局部治疗后的 5 年及以后。对于长期生存的患者,异时性恶性肿瘤(在残余食管内的第二原发癌或其他器官的鳞癌)也需要考虑。

以下概述局部治疗完成后的随诊推荐。

病理 0- I 期(原位癌 Tis、T1a、和 T1b)

早期食管癌随诊策略的差别反映了肿瘤复发和总体生存的潜在异质性[7-13]。然而,经充分治疗的原位癌及 T1a,N0 的患者的预后与无癌症队列相似,但肿瘤为 T1b 的患者则不然。因此,对于不同病变浸润深度及治疗方式,推荐不同的随诊方法。目前还没有针对经充分治疗的各期早期食管癌的循证指南。以下是基于临床试验及现有的经验给出相关的随诊建议。

见表 1 详细随诊推荐。

转下页

注:除非特别指出,NCCN 对所有建议均达成 2A 类共识。

临床试验:NCCN 认为任何肿瘤患者都可以在临床试验中得到最佳处理,因此特别鼓励肿瘤患者参加临床试验。

ESOPH-I

1/4

NCCN 指南 2017 年第 4 版食管和食管胃交界部癌

随诊原则

表 1

肿瘤分期	可采用的治疗方式	随诊建议
Tis 或 T1a 伴 / 不伴 Barrett 食管	内镜切除（ER）/ 消融	一旦切除所有肿瘤灶 / 高风险的癌前病灶,推荐进行内镜随诊。术后第 1 年内每 3 个月、术后第 2 年内每 6 个月进行 1 次上消化道内镜（EGD）检查,此后每年一次内镜检查且不设定截止期限[**]。不推荐影像学检查作为随诊手段。
Tis,T1a	食管切除术	尽管切除术的目的是为了切除所有 T1a 或 Barrett 食管病变,但未能完全切除的 Barrett 食管患者,应进行消融术和按上述原则进行术后内镜随诊（原位癌 Tis 或 T1a 伴 / 不伴 Barrett 食管）。或者根据症状行上消化道内镜检查。不推荐影像学检查作为随诊手段。
pT1b[*]（超声内镜确定的 N0）	内镜切除 / 消融	一旦切除所有肿瘤灶 / 高风险的癌前病灶,推荐进行内镜随诊。术后第 1 年内每 3 个月、术后第 2 年内每 4-6 个月进行 1 次上消化道内镜（EGD）检查,此后每年一次内镜检查且不设定截止期限。EUS 可以考虑与 EGD 联合检查。当随诊期间诊断发现任何 Barrett 食管、癌灶、或恶性淋巴结,需要进行进一步治疗。影像学检查（胸腹部增强 CT,除非禁忌）可以考虑每 12 个月 1 次持续 3 年,此后根据临床指征进行复查。
T1b,任何 N[*]	食管切除术	可考虑从第 6~12 个月开始行影像学检查（胸腹部增强 CT,除非禁忌）直至术后 3 年,此后临床依据临床情况检查。依症状及影像学检查结果行上消化道内镜检查。尽管切除术的目的是为了切除所有 T1b 或 Barrett 食管病变,但有不完全切除的 Barrett 食管患者,应进行消融术和内镜随诊。内镜随诊应术后第 1 年内每 3 个月 1 次,第 2 年每 4~6 月检查一次;第 3 年及以后每年检查一次,持续 3 年。
	放化疗	上消化道内镜随诊,术后 1~2 年内每 6~12 个月 1 次;此后每年复查一次,持续 3 年。术后 2 年内可考虑每 6~9 个月行影像学检查（胸腹部增强 CT,除非禁忌）,此后每年检查直至第 5 年。补救性食管切除术的候选患者,应根据影像学检查结果酌情进行超声内镜 EUS/ 针吸活检 FNA。

[*] 表浅病灶和不手术的 T1b 患者可以考虑 ER/ 消融

[**] Shaheen NJ, Falk GW, Iyer PG, et al. ACG clinical guideline: Diagnosis and Management of Barrett's Esophagus. Am J Gastroenterol 2016:111;30-50.

注:除非特别指出,NCCN 对所有建议均达成 2A 类共识。

临床试验:NCCN 认为任何肿瘤患者都可以在临床试验中得到最佳处理,因此特别鼓励肿瘤患者参加临床试验。

转下页

ESOPH-I

随诊原则

<u>采用二联组合模式治疗的Ⅱ或Ⅲ期（T2-T4，N0-N+，T4b）患者（根治性放化疗）</u>

文献提示二联组合模式治疗后局部 / 区域复发是最常见的[3]。因此，采用上消化道内镜 EGD 随诊对于这些患者是有意义的。多数复发（95%）出现在疗后 24 个月内。所以对这些患者推荐随诊至少 24 个月[3]。

<u>采用三联组合模式治疗的Ⅱ或Ⅲ期（T2-T4，N0-N+，T4b）患者</u>

文献提示局部/区域复发并不常见，且多数腔内复发是由其他影像学检查发现，因此在三联组合模式治疗后并不推荐采用上消化道内镜随诊[1,2,4]。复发的风险及几率与手术病理（yp）分期相关。例如，新辅助治疗后病理Ⅲ期的患者（复发常在随诊早期）较病理 0 期的患者（不常见到复发）有更高的复发率。文献也提示约 90% 的复发发生在术后 36 个月内，因此，推荐术后随诊至少 36 个月。

详细随诊推荐见表 2

表 2

肿瘤分期	可采用的治疗方式	随诊推荐
T2-T4，N0-N+，T4b	二联组合模式治疗 （根治性放化疗）	影像学检查（胸腹部增强 CT，除非禁忌）前 12 个月内可每 4~6 个月随诊 1 次，此后 2 年可降低频次随诊。上消化道内镜前 2 年内每 3~4 个月检查 1 次，第 3 年每 6 个月检查一次，此后根据临床情况来决定。癌胚抗原（CEA）和其他肿瘤标志物的意义尚不明确
T2-T4，N0-N+，T4b	三联组合模式治疗	推荐影像学检查（胸腹部增强 CT，除非禁忌）。前 12 个月内可每 4~6 个月随诊 1 次，此后 2 年可每 6~9 个月随诊 1 次。如患者出现症状，推荐进行计划外随诊。癌胚抗原和其他肿瘤标志物的意义尚不明确。上消化道内镜不推荐作为随诊手段

转下页

注：除非特别指出，NCCN 对所有建议均达成 2A 类共识。
临床试验：NCCN 认为任何肿瘤患者都可以在临床试验中得到最佳处理，因此特别鼓励肿瘤患者参加临床试验。

ESOPH-I

随诊原则

参考文献

[1]Dorth JA, Pura JA, Palta M, et al. Patterns of recurrence after trimodality therapy for esophageal cancer. Cancer 2014;120:2099-2105.

[2]Oppedijk V, van der Gaast A, van Lanschot JJ, et al. Patterns of recurrence after surgery alone versus preoperative chemoradiotherapy and surgery in the CROSS trials. J Clin Oncol 2014;32:385-391.

[3]Sudo K, Xiao L, Wadhwa R, et al. Importance of surveillance and success of salvage strategies after definitive chemoradiation in patients with esophageal cancer. J Clin Oncol 2014;32:3400-3405.

[4]Sudo K, Taketa T, Correa AM, et al. Locoregional failure rate after preoperative chemoradiation of esophageal adenocarcinoma and the outcomes of salvage strategies. J Clin Oncol 2013;31:4306-4310.

[5]Lou F, Sima CS, Adusumilli PS, et al. Esophageal cancer recurrence patterns and implications for surveillance. J Thorac Oncol 2013;8:1558-1562.

[6]Taketa T, Sudo K, Correa AM, et al. Post-chemoradiation surgical pathology stage can customize the surveillance strategy in patients with esophageal adenocarcinoma. J Natl Compr Canc Netw 2014;12:1139-1144.

[7]Katada C, Muto M, Manabe T, et al. Local recurrence of squamous-cell carcinoma of the esophagus after EMR. Gastrointest Endosc 2005;61:219-225.

[8]Haidry RJ, Butt MA, Dunn J, et al. Radiofrequency ablation for early oesophageal squamous neoplasia: outcomes form United Kingdom registry. World J Gastroenterol 2013;19:6011-6019.

[9]Perry KA, Walker JP, Salazar M, et al. Endoscopic management of high-grade dysplasia and intramucosal carcinoma: experience in a large academic medical center. Surg Endosc 2014;28:777-782.

[10]Yasuda K, Choi SE, Nishioka NS, et al. Incidence and predictors of adenocarcinoma following endoscopic ablation of Barrett's esophagus. Dig Dis Sci 2014;59:1560-1566.

[11]Pasricha S, Bulsiewicz WJ, Hathorn KE, et al. Durability and predictors of successful radiofrequency ablation for Barrett's esophagus. Clin Gastroenterol Hepatol 2014;12:1840-1847 e1841.

[12]Manner H, Rabenstein T, Pech O, et al. Ablation of residual Barrett's epithelium after endoscopic resection: a randomized long-term follow-up study of argon plasma coagulation vs. surveillance (APE study). Endoscopy 2014;46:6-12.

[13]Pech O, May A, Manner H, et al. Long-term efficacy and safety of endoscopic resection for patients with mucosal adenocarcinoma of the esophagus. Gastroenterology 2014;146:652-660.

注:除非特别指出,NCCN 对所有建议均达成 2A 类共识。

临床试验:NCCN 认为任何肿瘤患者都可以在临床试验中得到最佳处理,因此特别鼓励肿瘤患者参加临床试验。

ESOPH-I

表1
美国癌症联合委员会（AJCC）食管癌及食管胃交界部癌 TNM 分期
（2010 年第 7 版）

原发肿瘤（T）

TX	原发肿瘤不能测定
T0	无原发肿瘤证据
Tis	重度不典型增生 *
T1	肿瘤侵及黏膜固有层、黏膜肌层或黏膜下层
T1a	肿瘤侵及黏膜固有层或黏膜肌层
T1b	肿瘤侵及黏膜下层
T2	肿瘤侵及固有肌层
T3	肿瘤侵及纤维膜
T4	肿瘤侵及邻近结构
T4a	可切除肿瘤侵及胸膜、心包或纵隔
T4b	不可切除肿瘤侵及其他邻近结构，如主动脉、椎体、气管等

* 重度不典型增生包括非浸润性肿瘤上皮，之前称为原位癌，但如今在消化道的柱状上皮中不再使用。

区域淋巴结（N）

NX	区域淋巴结不能判定
N0	无区域淋巴结转移
N1	1~2 个区域淋巴结转移
N2	3~6 个区域淋巴结转移
N3	7 个及以上区域淋巴结转移

远处转移（M）

M0	无远处转移
M1	有远处转移

解剖分期 / 预后分组

鳞状细胞癌 *

分期	T	N	M	分级	肿瘤部位 **
0 期	Tis（HGD）	N0	M0	1,X	任何
Ⅰ A 期	T1	N0	M0	1,X	任何
Ⅰ B 期	T1	N0	M0	2-3	任何
	T2-3	N0	M0	1,X	下段,X
Ⅱ A 期	T2-3	N0	M0	1,X	上段,中段
	T2-3	N0	M0	2-3	下段,X
Ⅱ B 期	T2-3	N0	M0	2-3	上段,中段
	T1-2	N1	M0	任何	任何
Ⅲ A 期	T1-2	N2	M0	任何	任何
	T3	N1	M0	任何	任何
	T4a	N0	M0	任何	任何
Ⅲ B 期	T3	N2	M0	任何	任何
Ⅲ C 期	T4a	N1-2	M0	任何	任何
	T4b	任何	M0	任何	任何
	任何	N3	M0	任何	任何
Ⅳ 期	任何	任何	M1	任何	任何

* 或混合病理成分包括鳞癌成分或 NOS

** 原发肿瘤部位定义为食管肿瘤上（近端）缘的位置

转下页

得到位于伊利诺斯州芝加哥市美国癌症联合委员会（AJCC）的允许。这些资料的原始出处是 Springer Science+Business Media，LLC（SBM）出版的《AJCC 癌症分期指南，第 7 版 2010)》。（可浏览 www.springer.net 以获取完整信息和分期表的支持数据）。对本资料的任何引证或引用都必须注明 AJCC 为原始出处。如未经代表 AJCC 的 Springer SBM 书面允许，此处资料不得做任何的再利用或进一步分发。

表 1 续表

解剖分期 / 预后分组

腺癌

分期	T	N	M	分级
0 期	Tis（HGD）	N0	M0	1，X
Ⅰ A 期	T1	N0	M0	1-2，X
Ⅰ B 期	T1	N0	M0	3
	T2	N0	M0	1-2，X
Ⅱ A 期	T2	N0	M0	3
Ⅱ B 期	T3	N0	M0	任何
	T1-2	N1	M0	任何
Ⅲ A 期	T1-2	N2	M0	任何
	T3	N1	M0	任何
	T4a	N0	M0	任何
Ⅲ B 期	T3	N2	M0	任何
Ⅲ C 期	T4a	N1-2	M0	任何
	T4b	任何	M0	任何
	任何	N3	M0	任何
Ⅳ 期	任何	任何	M1	任何

组织学分级（G）

GX	不能评估分级 - 按 G1 分组
G1	分化好
G2	分化中等
G3	分化差
G4	未分化 - 按鳞癌 G3 分组

得到位于伊利诺斯州芝加哥市的美国癌症联合委员会（AJCC）的允许。这些资料的原始出处是 Springer Science+Business Media, LLC（SBM）出版的《AJCC 癌症分期指南，第 7 版 2010）》。(可浏览 www.springer.net 以获取完整信息和分期表的支持数据）。对本资料的任何引证或引用都必须注明 AJCC 为原始出处。如未经代表 AJCC 的 Springer SBM 书面允许，此处资料不得做任何的再利用或进一步分发。

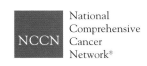
NCCN 指南 2017 年第 4 版食管和食管胃交界部癌

讨论 这一讨论根据对应的最新更新的算法更新。最后更新日期为 2015 年 3 月 23 日

NCCN 证据和共识的分类

1 类：推荐基于高水平证据，NCCN 有统一的共识；

2A 类：推荐基于低水平证据，NCCN 有统一的共识；

2B 类：推荐基于低水平证据，NCCN 存在一定的共识；

3 类：推荐基于任何水平证据，NCCN 存在较大分歧；

如非标明，所有共识级别均为 2A 类。

概述

起源于食管、食管胃交界部(EGJ)和胃的上消化道(GI)癌是一个全球范围的重大健康问题。在美国,上消化道肿瘤的发生部位已有了显著的变化[1,2]。欧洲的一些地方,上消化道肿瘤的组织学类型和部位也已发生了变化[3]。在西方国家,食管癌最常见的部位是食管下 1/3 段,食管胃交界部并且常常侵犯食管胃交界部。

食管癌位居全球癌症死亡原因第六位,好发于男性[4]。食管癌发病有显著的地域性特征,特别是在发展中国家,位居癌症死亡原因第四位[4]。2015 年,美国预计有 16 980 人将被诊断为食管癌,15 590 人最终将死于该病[5]。食管癌的发病率因地域不同而差异甚大,高发区和低发区的发病率相差 60 倍[6]。食管癌的高发区域包括亚洲、非洲南部和东部以及法国北部[7]。

食管癌的组织学分类包括鳞状细胞癌(SCC)或腺癌[8],这两种类型都常见于男性。东欧和亚洲最常见的食管癌组织类型是 SCC,北美和大多数西欧国家最常见的组织学类型是腺癌。西方国家 SCC 越来越不常见,在美国和西欧 SCC 占全部食管癌的比例低于 30%。食管腺癌常见于男性白人,该人群食管腺癌的发生率显著升高。但是,食管腺癌的发生率在所有种族背景的男性和女性中都逐渐升高[1]。与腺癌相比,SCC 似乎对化疗、放化疗和放疗更敏感,但远期效果一样。

手术切除后的腺癌可能比 SCC 有更好的远期预后[9],但仍需更多具体的数据来证实这一推论。

抽烟和酗酒是 SCC 发生的主要危险因素,而酗酒也是腺癌发生的中等危险因素[10-12]。戒烟后发生 SCC 的风险明显下降,但是即便戒烟数年,发生腺癌的风险仍然没有变化[13,14]。肥胖和高体重指数(BMI)被认为是食管腺癌的高危因素[11,15,16]。与 BMI 的最低四分位数个体相比,BMI 的最高四分位数个体患食管腺癌的风险增加了 7.6 倍,而 SCC 与 BMI 没有相关性[17,18]。

胃食管反流病(GERD)和 Barrett 食管是食管腺癌的另外两个主要危险因素[19-22]。GERD 与高 BMI 相关,并且也是 Barrett 食管的危险因素。Barrett 食管是指食管的正常鳞状上皮被 GERD 破坏,取而代之的是一种有恶性倾向的化生性柱状上皮或腺上皮[23]。Barrett 食管患者发生食管腺癌的风险比普通人群高 30~60 倍[21]。年龄、男性、长期患有 GERD、裂孔疝的大小,以及 Barrett 食管长度都与高级别非典型增生的发生明显相关[24,25]。这些初步的研究结果提示需要对 Barrett 食管患者发展为高级别不典型增生(HGD)和食管腺癌的预测风险因素进行进一步的前瞻性评估。

NCCN 指南 2017 年第 4 版食管和食管胃交界部癌

食管腺癌和 SCC 患者发生第二原发癌的风险也显著增加,例如头颈部癌和肺癌[26]。

文献搜索标准和指南更新的方法学

在更新本版《NCCN 食管胃交界部食管和食管胃交界部癌指南》之前,采用如下检索词 "esophageal cancer, esophageal squamous cell, esophageal adenocarcinoma, esophagogastric junction, gastroesophageal junction, PET scans, endoscopic treatment, endoscopic resection (ER), ablation [食管癌、食管鳞状细胞、食管腺癌、食管胃交界部、胃食管交界部、PET 扫描、内镜治疗、内镜下切除(ER)、消融]" 对 Pubmed 数据库收录的 2013 年 6 月 27 日至 2014 年 6 月 27 日期间发表的有关食管和食管胃交界部癌的重要文献进行电子检索。选择 Pubmed 数据库是因为其仍是目前最广泛应用的医学文献资源,并且仅收录同行评议的生物医学文献[27]。

通过筛选以英文发表的研究人的论文进一步缩小检索结果范围。检索结果限定于下列文章类型:临床试验(Ⅱ - Ⅳ期)、指南、随机对照试验(RCT)、Meta 分析、系统性综述以及验证性研究。

Pubmed 检索结果为 76 篇引文,对其潜在的相关性进行了检验。在指南更新会议期间由专家小组选择的来自 Pubmed 的关键文献、以及来自其他途径但被视为与指南相关并经过专家小组讨论的文献,都纳入本版的"讨论"部分。缺乏高级别证据支持的推荐意见是基于专家小组对低级别证据的评估和专家的意见形成的。

《NCCN 指南发展和更新》的全部细节详见 NCCN 网页。

食管胃交界部遗传性癌症易感综合征与发生食管癌和食管胃交界部癌高风险相关

胼胝症合并食管癌

胼胝症(又名非表皮松解性掌跖角化,或 Howel-Evans 综合征)是一种很罕见的常染色体显性综合征,以掌跖角化病(PPK)为特点,是复杂的遗传性综合征。根据手掌和足底皮肤增厚的方式,PPK 可分为弥漫型、点状型和局灶型。弥漫型 PPK 进一步分为表皮松解和非表皮松解型,非表皮松解型与中下段食管鳞状细胞癌的高危发生风险明显相关[28]。胼胝症患者诊断为食管 SCC 的平均年龄为 45 岁。文献报告,70 岁时发展为食管 SCC 的风险是 40%~90%[29,30]。通过关联性分析基因图谱,绘制出目前未知的 TEC 基因(胼胝症合并食管癌)的位点在 17q25 染色体区域,该区域位于 keratin 1 基因簇远端,而 keratin 1 基因参与散发性食管 SCC 的发生[31-34]。然而,该致病基因尚未明确[34]。建议对胼胝症患者的 20 岁以上的家族成员进行上消化道内镜检查监测[28]。

家族性 Barrett 食管

Barrett 食管是指正常的食管鳞状上皮被化生的柱状或腺上皮取代,这种腺上皮有发展为食管腺癌的倾向[23]。Barrett 食管的发生与 GERD 高度相关。Barrett 食管、食管腺癌和食管胃交界部腺癌的家族聚集被称为家族性 Barrett 食管(FBE)[35-37]。一项队列研究,经过调整年龄、性别和入组前 10 年或更早有肥胖症,结果表明家族史是 Barrett 食管、食管腺癌或食管胃交界部腺癌的独立预测因素[36]。FBE

可能与一个或更多的罕见常染色体显性遗传易感等位基因有关[38]。最近文献报告发现了可能与 Barrett 食管发生有关的诸多易感基因的胚系突变[39,40]。但是目前为止,还没有用于确认 FBE 患者的特异性基因标志物。

对于 GERD 患者,尤其是年龄超过 40 岁的高加索男性,应当确定其是否存在 Barrett 食管、食管腺癌或食管胃交界部腺癌潜在家族史。

Bloom 综合征

Bloom 综合征(BS)是一种罕见的常染色体隐性综合征,属于"染色体断裂综合征"。BS 的特点是位于 15q26.1 的 BLM 基因突变和姊妹染色体单体互换显著增加,后者与发生多种恶性肿瘤的可能性增加相关[41]。急性髓细胞性白血病(AML)、急性淋巴母细胞性白血病、淋巴样肿瘤和 Wilms 瘤是 25 岁前患者最常见的恶性肿瘤,但是不同解剖部位的癌(包括食管 SCC)则多见于 20 岁之后[28,42]。BS 患者被诊断出癌的年龄常常比普通人群早。染色体呈现四射体合并断裂可用于诊断 BS[28]。

对于年龄在 20 岁以上的 BS 患者,可考虑用内镜或非内镜检查监测 GERD 是否存在,以便早期发现癌。

Fanconi 贫血

Fanconi 贫血(FA)是一种常染色体隐性遗传性疾病,临床特征包括先天性畸形、进行性全血细胞减少、患血液系统恶性肿瘤和实体瘤的风险增加[28]。FA 是由编码 FA 通路的 15 个基因(FANC)之一发生突变引起,最常见的基因有 FANCA、FANCC、FANCG 和 FANCD2[43]。FA 患者最常发生的恶性病变是 AML,但头颈部鳞癌、食管鳞癌、宫颈癌以及脑肿瘤的发病风险也明显升高[28,44,45]。通过全血细胞减少、染色体断裂、血液学异常(包括贫血、出血、易出现瘀伤)等可以诊断 FA。核型分析不能确诊 FA,但强化丝裂霉素 C 诱导的染色体断裂分析可以鉴定纯合子,而杂合子则不行[28,46]。

对于确诊为 FA 的患者,可考虑定期行食管内镜检查监测。

分期

2002 年,AJCC 建议对手术作为主要治疗手段的患者,基于手术切除标本的病理学研究,采用原发肿瘤(T)、淋巴结(N)和转移(M)进行肿瘤分期。2010 年 AJCC 修订了 TNM 分期系统[47],其基础是建立在收集全球食管癌协作组(WECC)提供的 4627 例未行术前或术后治疗的食管切除术患者的数据,并对数据进行风险调整随机森林分析。WECC 报告的资料显示,生存率随着肿瘤侵犯深度增加(pT)、区域淋巴结转移(pN)和远处转移(pM)而降低[48]。此外,pT1b(黏膜下)癌比 pT1a(黏膜内)癌的生存率低,食管鳞癌比腺癌的生存率低。

新修订的 TNM 分期系统将食管鳞癌(SCC)和腺癌分别进行了分期。修订的分期系统适用于食管癌和食管胃交界部癌,包括发生于胃近端 5cm 范围内、延伸至食管胃交界部或胸段食管末端的癌[47]。但这一新的分期系统可能不适合基线临床分期,也不适合于接受过术前治疗的患者。新的分期系统还有一些其他缺陷,包括:纳入了近端 5cm 的胃癌、缺乏对局部可切除和不可切除肿瘤的指导、强调淋巴结数目而非其解剖位置和意义,淋巴结的大小也未阐述。

食管癌患者的结果可能与确诊时的临床分期有关,但与远期生存最相关的是外科病理分期(无论患者是否进行了术前治疗)。虽然外科病理分期仍是目前最精确的分期,但更好的影像技术的出现大大改善了临床前分期[49]。在北美和许多西欧国家,由于食管和胃食管结合部癌的发病率较低,并未开展和实施早期诊断这类癌症的筛查项目,所以确诊的患者往往属于进展期。近 50% 患者的肿瘤已经发生超越原发部位的局部区域侵犯,只有不足 60% 的肿瘤局部区域侵犯患者能够接受根治性切除。病理检查发现大约 70%~80% 的手术切除标本已发生了区域淋巴结转移。因此,医生常面对的新确诊病例却已是进展期、不可治愈的癌症患者。

食管胃交界部

Siewert 等[50] 根据肿瘤中心的解剖位置或肿块的位置将食管胃交界部(EGJ)腺癌分为三型:Ⅰ型,肿瘤中心或 66% 以上的肿块位于解剖学 EGJ 1cm 以上,即远端食管腺癌;Ⅱ型,肿瘤中心或肿块位于解剖学 EGJ 的近端 1cm 至远端 2cm 之间;Ⅲ型,肿瘤中点或 66% 以上的肿块位于解剖学 EGJ 2cm 以下或更远[50]。

2000 年,Siewert 分类进行了细微调整[51]:Ⅰ型肿瘤被定义为远端食管腺癌,肿瘤中心位于解剖学 EGJ 之上 1~5cm 范围内;Ⅱ型肿瘤被定义为真正的贲门癌,肿瘤中心在 EGJ 以上 1cm 和以下 2cm 范围之内;Ⅲ型肿瘤被定义为贲门下癌,肿瘤中心在 EGJ 以下 2~5cm 范围内、从下方侵犯 EGJ 和远端食管。

在新修订的 AJCC 分期系统中,为了分期目的,将中点位于胸下段食管、EGJ、或近端胃 5cm 范围内并侵犯 EGJ 或食管的肿瘤(Siewert Ⅰ型和Ⅱ型)定义为食管腺癌[47]。而对于中点位于 EGJ 远侧 5cm 以上胃的肿瘤、距 EGJ 在 5cm 之内但未侵及 EGJ 或食管的肿瘤(Siewert Ⅲ型),推荐采用胃癌分期系统。这种分类方法尚存异议和混淆及争议。因此,建议根据治疗前全面的分期,针对每一个具体的患者和肿瘤位置,采取个体化治疗策略。治疗方案的精确选择应考虑到肿瘤的部位、淋巴结的分布以及局部控制的需要。

Barrett 食管

Barrett 食管是指正常的食管鳞状上皮被化生的柱状或腺上皮取代,这种腺上皮有发展为食管腺癌的倾向[23]。与普通人群相比,Barrett 食管患者发生食管腺癌的风险更大。Barrett 食管能进展为轻度非典型增生(LGD)或高度非典型增生(HGD),部分可进展为食管腺癌[21]。年龄、男性、长期存在的 GERD、裂孔疝大小、Barrett 食管长度都与 Barrett 食管进展为食管腺癌密切相关[24,25,52]。非整倍体和 p53 基因杂合性缺失等生物标志物可能与 Barrett 食管进展为 HGD 和(或)食管腺癌风险增加有关[52]。这些初步的研究结果提示需要对 Barrett 食管患者发展为 HGD 和食管腺癌的预测风险因素进行进一步的前瞻性评估。对于有严重症状的 GERD 患者、尤其是有 Barrett 食管或食管癌家族史者,应当进行食管内镜检查,按照 Prague 分类详细记录 Barrett 食管的位置、长度、环周累及程度,以及黏膜结节[53]。

黏膜切除(ER)和黏膜射频消融(RFA)已成为大多数 Barrett 食管和 HGD 患者的推荐治疗方案。其他治疗方法包括冷冻消融和光动力治疗(PDT)[54-56]。手术切除适用于 HGD 和具有不适合非手术治疗特征的患者(如结节样或长段侵犯)。对于有上皮化生或轻度非典型增生的患者,可采用组胺受体拮抗剂或质子泵抑制剂控制胃食管反流。

建议对 Barrett 食管患者进行内镜监测,评价从上皮化生到 LGD、HGD 或腺癌的进展,为了检出非典型增生推荐内镜检查时大块钳夹活检[57]。不过,推荐 Barrett 食管患者进行内镜监测仍存有争议。最近研究提示 Barrett 食管发展为食管腺癌的比例远低于先前的报道[58-59]。内镜监测期间发现的任何级别的非典型增生都应当由病理学专家确认。

在美国胃肠病学会更新的指南中,建议对 1 年内连续 2 次内镜下活检没有不典型增生的患者每 3 年进行一次内镜检查[60]。内镜监测期间如果发现 LGD,建议 6 个月内再次内镜检查以确保食管无 HGD,之后每年内镜随诊,直到连续 2 次内镜下活检未发现不典型增生。如果发现 HGD,建议在随后的 3 个月内再次内镜检查以除外食管腺癌,之后每 3 个月内镜随诊[60]。对于有食管癌高发风险或拒绝黏膜切除的患者,如果准备对发生腺癌的患者实施根治疗法的话,可考虑每 3 个月一次持续内镜监测。根据一项随机临床试验研究结果,建议对于确诊的 HGD 患者行内镜下治疗[61]。但一项最近的随机研究提示内镜下治疗可能对确诊的 LGD 患者也有益[62]。

NCCN 指南 2017 年第 4 版食管和食管胃交界部癌

病理学原则

活检

为了分期和治疗的目的,要尽可能明确鳞状细胞癌或腺癌类型。混合性腺鳞癌和未分类癌均按照鳞状细胞癌 TNM 系统进行分期[47]。除了组织学类型,病理报告(不论标本类型)还应包括肿瘤浸润程度和组织学分级(分期所需)。除了以上各类要素,活检标本的病理报告还应明确有无 Barrett 食管。

在内镜下黏膜切除或食管切除标本中,肿瘤浸润深度和黏膜及其深部切缘的状态均应报告。在食管切除标本中,发生于 Barrett 食管的高级别非典型增生诊为"原位癌(Tis)"[47]。活检中 Barrett 食管的可疑非典型增生需由另一位胃肠道病理专家分析确定[60]。

手术切除标本的病理报告也应明确肿瘤位置与食管胃交界部的关系、淋巴结转移情况和获取淋巴结的总数。术前放化疗的食管切除标本,治疗后若无肉眼可见的残存肿瘤,原肿瘤区域要充分取材,包括整个食管胃交界区。

HER2-neu 过表达评估

人类表皮生长因子受体 2(human epidermal growth factor receptor 2,HER2)基因和(或)HER2 蛋白表达在胃和 EGJ 腺癌发展中发挥作用[63]。食管腺癌中 HER2-neu 基因扩增和过表达比例为 15%~30%,高于食管鳞状细胞癌(5%~13%)[64-66]。在食管胃交界癌中 HER2-neu 过表达比例差别较大(2%~45%)[67]。据报道在 EGJ 癌患者中 HER2-neu 阳性率高于胃癌患者[68,69]。ToGA 实验是一项评估 HER2-neu 阳性的进展期胃癌患者中曲妥珠单抗(transtuzumab)化疗效果的实验,该实验发现在 EGJ 和胃癌患者中 HER2-neu 阳性率分别为 33% 和 21%[70]。

然而,不同于乳腺癌,食管癌中 HER2-neu 的表达与患者的预后关系尚不明确。研究发现 HER2-neu 过表达与肿瘤侵袭及淋巴结转移相关,因而提示不良预后[67]。HER2-neu 过表达似乎提示患者的生存期更差,尤其食管鳞状细胞癌患者[64]。

免疫组化检测(IHC)是评定 HER2 过表达最常用的检测方法。IHC 检测中根据肿瘤细胞膜阳性的强度、范围以及阳性细胞比例进行评分,从 0 至 3+。荧光原位杂交(FISH)通常用于确诊 IHC 结果可疑的病例。FISH 结果以 HER2 基因拷贝数与 17 号染色体着丝粒(chromosome 17 centromere,CEP17)之间的比例(HER2：CEP17)来表示,要求至少在 20 个癌细胞的胞核中进行计数。

根据 ASCO/美国病理医生学会 (College of American pathologist) 提出的 HER2 评分系统,超过 30% 的浸润癌细胞表现为均匀一致、强的膜阳性则认为 HER2 过表达。然而,由于乳腺癌和胃癌细胞中 HER2 的染色模式有差异(胃癌细胞染色阳性常表现为不完整的、基底和侧面的膜阳性,而且肿瘤细胞异质性更加明显),研究发现利用此评分系统并不能诊断出很多可以应用抗 HER2 靶向治疗的胃癌候选患者 [71,72]。两项独立的研究同样表明,利用乳腺癌的 HER2 评分系统,在胃癌患者 IHC 检测中 HER2 阳性率明显低 (5.4%:11%,后者为 ToGA 试验结果) [73,74]。

2008 年,Hoffmann 等修改并建立了一套专门用于胃癌的 4 级 HER2 评分系统,该系统规定切除标本的 HER2 评估阈值至少染色肿瘤细胞的 10%,而在活检标本中则不考虑该阈值范围 [71]。在随后的验证研究中 (447 个可能会诊断胃癌的标本),该评分系统在不同的病理医生之间具有良好的可重复性 [72]。修改后的 HER2 评分系统也应用于 ToGA 试验中 [73]。

目前,建议所有诊断时已转移的 EGJ 腺癌患者进行 HER2 检测。指南推荐首先应用 IHC 检测,并且应用下列修改后的并且在 ToGA 试验中所用的评分系统,进行 HER2 表达评估 [71,73]。评分为 0 或 1+ 被认为 HER2 表达阴性,2+ 则考虑可疑,需再进行 FISH 或其他原位杂交技术进行确认。虽然有学组建议 FISH 检测仅应用于 IHC 评分为 2+ 的患者,但一些机构对所有患者常规进行 IHC 和 FISH 检测。

治疗反应评估

多项研究发现,食管腺癌和鳞状细胞癌患者经过诱导治疗后病理学完全缓解 (pathologic complete response,pCR) 和组织学肿瘤消退具有重要的预后意义 [75-81]。对于术前放化疗后行食管切除的局部食管癌或 EGJ 癌患者,治疗后病理学分期是提示患者生存的最佳预后因素 [82]。

目前已建立了多个用于评估术前新辅助治疗后的肿瘤消退病理评级系统。Mandard 等提出的 5 级分类系统,该系统是基于残存肿瘤细胞的比例和纤维化的程度。[83] 肿瘤消退程度仍是经术前放化疗和手术治疗后病人无病生存时间 (disease-free survival,DFS) 的重要预后因素。Chiriac 等建立的 4 级分类系统是基于肿瘤残存程度分级 [0%、1%~10%、11%~50% 和 50% 以上(肉眼可见残存癌)] [82]。无肿瘤残存患者的总生存时间 (overall survival,OS) (133 个月)明显超过 50% 以上肿瘤残存的患者 (10.5 个月)。然而,肿瘤残存比例为 1%~10% 和 11%~50% 的患者之间的总生存时间无明显差异。基于这些结果,Wu 等建立了一套 3 级分类系统:P0(0% 肿瘤残存)、P1(1%~50% 肿瘤残存)和 P2(50% 以上肿瘤残存)[84]。虽然针对食管癌治疗后肿瘤反应的评级系统尚未统一,但研究发现 Wu 等建立的 3 级系统用于评估食管癌和 EGJ 癌中肿瘤残存的程度,其结果在不同病理医生之间有良好的一致性 [84]。详见指南中"病理分析及 HER2 检测的原则"部分"治疗反应评估"的表 2。

PET 扫描在治疗反应评估中的作用

局部进展的食管癌患者通过术前治疗后,用 PET 扫描明确肿瘤代谢反应,其预后意义在多项回顾性[85-95]和前瞻性[96-111]研究中已被证实。然而,不同研究中,手术前治疗后进行 PET 扫描的时机有明显差异(2~6 周)[96,100,104,106],以及治疗前后 PET 扫描中 18- 氟脱氧葡萄糖(18-fluorodeoxyglucose,FDG)标准摄取值(standardized uptake value,SUV)的减少阈值也不尽相同(35%~80%)[96-98,106]。同时,除了 MUNICON Ⅱ 研究中含有 110 个局部进展的 EGJ 腺癌外,其他前瞻性研究中术前治疗后 PET 扫描的阳性预测值均受限于小样本[106]。MUNICON Ⅱ 研究中,代谢反应阳性定义为诱导性化疗两周后标准摄取值下降 35% 或以上。研究发现中位随诊 2.3 年后,超过 50% 的代谢反应阳性者仍然存活,未获得中位生存时间,然而代谢反应阴性者的中位生存时间是 25.8 个月(P=0.015);代谢反应阳性和阴性患者的中位无事件生存时间(event-free survival,EFS)分别为 29.7 个月和 14 个月(P=0.002)。58% 的代谢反应阳性病人实现显著组织学缓解(<10% 肿瘤残存),但代谢反应阴性患者中无人有显著组织学缓解。

一些回顾性研究发现,治疗后单次 PET 扫描中 FDG 的摄取值是仅有的预测因素,与病理反应和生存时间相关。然而,在这些研究中特定摄取阈值从 2.5 到 4.0 之间变动[85,89]。Swisher 等发现,放化疗后 FDG 摄取值小于 4 的患者,其 2 年存活率为 60%,而 FDG 摄取值为 4 或以上的患者为 34%。然而,PET 扫描并不能分辨患者的微小残存病变[85]。近期一项使用相同阈值(FDG 摄取值小于 4)的回顾性研究中,Bruzzi 等发现,虽然以往在局部进展、潜在可切除的食管癌患者中,PET 扫描适用于检测远处转移,但在评定肿瘤治疗反应中 PET 扫描作用有限。其他研究同样发现,PET 检测代谢反应阴性者的准确度非常低,因而在潜在可切除食管癌患者中,不能依靠 PET 扫描来决定术前治疗的提前终止[108,110]。

在经术前放化疗的患者中,治疗导致的溃疡形成与 PET/CT 假阳性有关,不利于其准确地检测出残留的食管肿瘤[112]。然而,研究表明 PET/CT 联合内镜检查有利于诊断经术前放化疗后肿瘤残留高风险的患者[112]。

局部进展的食管癌患者实现术前放化疗的临床反应后,手术能使其明确受益[113,114]。近期一项前瞻性研究,在术前放化疗后实现完全临床反应的食管癌患者中,通过比较监督管理和手术切除两种处理的结局,发现手术切除是与复发减少(32.7% vs 50.8%;P=0.021)和中位生存时间延长(83 个月 vs 31 个月;P=0.01)相关的独立因素[113]。准则建议在手术前或术后治疗前可以考虑先用 PET/CT 或仅用 PET 来评估术前或特定放化疗的治疗反应(2B 级)。然而,准则强调不能应用 PET 扫描对术前放化疗患者进行手术筛选确定。

NCCN 指南 2017 年第 4 版食管和食管胃交界部癌

外科手术

外科手术是可切除食管肿瘤治疗的主要部分。食管癌外科治疗领域的重大进展之一就是，由于分期技术、病例选择、支持系统、和手术经验的进步，使得手术并发症发生率和死亡率显著下降。最近的随机试验显示，术前放化疗（CROSS 研究）[115] 和围手术期化疗（MAGIC 试验，是一项由胃癌为主的临床试验、其中囊括了一小部分下段食管癌和食管胃交界部癌）[116] 显著提高可切除食管癌和食管胃交界部癌患者的生存。随着食管癌、尤其是远端食管腺癌的发病率显著增加，希望筛查项目能够继续发现更早期的癌，使更多的患者能从治疗中获益。

目前，一些分期方法如内镜超声（EUS）和一体化 PET/CT 扫描用于筛选适合手术治疗的患者、排除转移病灶、确定和量化淋巴结转移。对于局部进展期食管癌患者，研究显示淋巴结转移是单纯手术治疗生存差的一个很强的独立预后因素。因此，对于这些患者可以考虑先行术前治疗而后手术。未来，分子生物学技术可能会导致预后分层的改进、手术治疗病例选择的改进，和总体生存（OS）的提高 [117-119]。

手术入路

对于可切除的食管癌或食管胃交界部癌患者，可以选择几种不同的食管胃切除手术技术 [120]。经胸和经食管裂孔食管胃切除术是最常见的两种手术方法。可接受的手术方法和重建消化管路的选择详述如下。

经胸食管胃切除术

Ivor Lewis 食管胃切除术（右侧开胸和开腹）[121]、和 McKeown 食管胃切除术（右侧开胸、然后开腹和颈部吻合）[122] 是两种标准的经胸食管胃切除手术。Ivor Lewis 食管胃切除术是最常用的经胸食管胃切除手术方法，通过开腹和右侧开胸，完成上胸腔（在奇静脉水平或之上）的食管胃吻合 [121]。游离胃并制作管胃用于重建消化管路、解剖切除腹腔和胃左淋巴结、切断胃左动脉、并保留胃网膜右和胃右动脉。这种手术方法可以用于胸下段食管肿瘤，但对于中段食管肿瘤其近端食管切缘可能不充分。吻合在颈部的 McKeown 食管切除术的操作与此相似，但具有适用于上、中、以及下胸段食管肿瘤的优势。

经食管裂孔食管胃切除术

经食管裂孔食管胃切除术（开腹和颈部吻合）采用腹部和左颈部切口 [123]。同 Ivor-Lewis 食管胃切除术一样，游离胃用作重建消化管路。该操作通过腹部切口完成，将管状胃通过后纵隔上提并于颈部切口牵出，用于食管胃吻合。这种手术方法可用于任何位置的胸段食管肿瘤，但是经食管裂孔游离邻近气管的巨大食管中段肿瘤是困难的，且可能危险。与经胸食管切除和扩大性整块淋巴结切除术相比，经食管裂孔食管切除术的并发症发生率较低 [124]。一项旨在评价食管癌经胸和经食管裂孔食管切除术治疗结果的最大规模人群研究表明，经食管裂孔食管切除术显示出早期生存优势。但是，两种手术方法的长期生存并无差异 [125]。虽然研究没有证实生存差异，但许多学者认为经食管裂孔食管切除术的淋巴结检出率较低，从肿瘤学角度它是一种低效的方法。

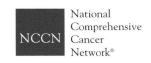
经胸或胸腹联合食管胃切除术

经左胸或胸腹联合食管胃切除术采用经由第八肋间的连续的腹部和左胸切口 [126]。如同前述，游离胃为用作重建消化管路，通过左侧开胸完成食管切除。在左侧胸腔内（通常是略高于下肺静脉水平）完成食管胃吻合，如果将重建消化管路从主动脉弓下穿过，吻合可做到更高位置。这种手术方法可以用于远端食管肿瘤，特别是巨块型肿瘤 [126]。

微创食管切除术

微创食管切除术（MIE）包括微创 Ivor Lewis 食管胃切除术（腹腔镜和小切口开胸或胸腔镜）和微创 McKeown 食管胃切除术（胸腔镜、小切口开腹或腹腔镜、和颈部切口）。MIE 手术可能会降低并发症发生率和缩短康复时间。一项 222 例患者的 MIE（主要使用胸腔镜游离）研究显示，死亡率仅 1.4%，住院时间仅 7 天，低于大多数开放手术；仅有 16 例患者（7.2%）需要转为开放手术 [127]。然而需要注意的是，该研究中 62% 的患者为早期癌。最近的一项入组 56 例患者的研究也显示 MIE 与开放食管切除术具可比性，但新辅助治疗使手术死亡率

从 1.5% 微升至 1.8% [128]。尚没有随机试验评价 MIE 能否比开放手术提高治疗效果。对于某些既往有腹部手术史、较大或巨块型肿瘤、预计可能无法应用胃进行重建消化管道、以及淋巴结解剖困难的患者，仍然推荐开放食管切除术而非 MIE。尽管在可能的情况下以胸腔镜取代开胸是合理的，特别是对于老年患者和有严重合并症的患者，但 MIE 仍是一项发展中的治疗选择 [129-131]。

吻合和重建消化管路的选择

食管胃吻合的最佳位置一直有争议。颈部吻合的潜在优点包括：能够切除更多的食管、可能避免开胸、严重反流症状较少、以及吻合口瘘相关的并发症减少。胸内吻合的优点包括：吻合口瘘发生率低、狭窄发生率低、以及左侧喉返神经损伤率低。一项前瞻性随机试验显示，如果手术方法标准化，食管切除后颈部和胸内吻合是同样安全的 [132]。绝大多数食管外科医生喜欢使用管胃代替食管来重建消化管路 [133]。结肠间置通常仅用于既往曾行胃手术或其他可能破坏胃血管手术的患者 [134]。

外科手术原则

应当对所有拟行食管切除的患者进行生理状态评价[135]。手术患者选择包括评价患者是否医学上适合手术，医学上是否能够耐受全身麻醉和大的腹部和(或)胸部手术。大多数早期食管癌患者能耐受食管切除术。对于有可能切除的食管癌患者应当进行多学科评价。

手术前应当采用 EUS 下细针吸取细胞学检查(FNA)(如有指征)、胸腹部 CT 扫描、和 PET 扫描(一体化 PET/CT 优于单纯 PET)进行临床分期、评估可切除性[136]。局部进展期(T3 或 N1)食管癌患者应行内科和放射肿瘤学会诊。对于有明显吞咽困难和体重减轻的患者应考虑治疗前营养支持，目的在于在诱导放化疗期间给予患者支持。肠内营养是最佳选择，空肠造瘘营养管优于胃造瘘营养管或经皮肤穿刺内镜下胃造瘘(PEG)营养管。

手术通常出于治愈目的，但也可能是吞咽困难或瘘的姑息性治疗的一部分。然而，应当尽量避免对明显不能切除或有合并症(包括严重心肺疾病)的进展期食管癌患者实施姑息性切除手术。这些患者有可能会从无创的姑息性治疗中获益。

应考虑对所有生理机能上适合的、局限期、可切除的胸段食管癌(距环咽肌大于 5cm)、和腹段食管癌或食管胃交界部癌患者实施食管切除术。食管切除术应当在大型食管癌医疗中心由经验丰富的医生实施[137]。食管切除的术式要根据原发肿瘤的大小、分期和部位，以及外科医生的经验和患者偏好来选择。距环咽肌小于 5cm 的颈段或颈胸段食管癌应当采用根治性放化疗。根治性放化疗后的颈段食管癌患者，如果发生局限性、可切除的食管复发或不能治疗的狭窄，并且没有远处转移，可以考虑姑息性食管切除术[138]。

Siewert Ⅰ型和Ⅱ型 EGJ 肿瘤的手术方法同上所述。Siewert Ⅲ型肿瘤视为胃癌，其手术方法与《NCCN 胃癌指南》中所述相似[50,139,140]。某些情况下，为获得足够的手术切缘而附加的食管切除可能是必需的。

对于选择的患者，腹腔镜对于发现影像学阴性的隐匿性转移，尤其是对于 Siewert Ⅱ型和Ⅲ型肿瘤患者，可能是有用的[141]。对于没有明显腹腔转移的 EGJ 腺癌患者，腹腔积液细胞学阳性者预后不良[142]。对于进展期、临床分期为 T3、或淋巴结阳性的肿瘤患者，应考虑行腹腔镜下腹腔灌洗分期。

Tis 或 T1a 肿瘤患者可选择内镜下治疗。内镜下黏膜切除后深面切缘阳性、黏膜下(T1b)肿瘤或侵犯更深的肿瘤患者可以行食管切除术。尽管巨块型、多站淋巴结转移的患者整体生存率(OS)较差，对

NCCN
National
Comprehensive
Cancer
Network®

NCCN 指南 2017 年第 4 版食管和食管胃交界部癌

NCCN 指南索引
目录
讨论

于 T1-T3 肿瘤(Ⅰ期或Ⅱ期)患者,即使存在区域淋巴结转移也被认为潜在可切除。经过选择的Ⅲ期肿瘤患者也有手术切除可能。侵犯心包、胸膜或膈肌的 T4a 肿瘤也有手术切除可能。食管胃交界部肿瘤伴锁骨上淋巴结转移、Ⅳ期肿瘤伴远处转移包括非区域淋巴结转移和 T4b 肿瘤侵犯心脏、大血管、气管或邻近器官(包括肝、胰腺、肺、脾)者视为不可手术切除。

淋巴结清扫术(或淋巴结切除术)可以采用标准方法或扩大方法(整块切除)。一项对 SEER 数据库中的 29 659 例诊断为侵袭性食管癌患者的回顾性分析显示,送检淋巴结超过 12 枚患者的死亡率明显低于无淋巴结送检者,送检 30 枚或更多淋巴结的患者的死亡率明显低于其他任何组 [143]。手术切除的淋巴结数目也是食管切除术后生存的一个独立预测因素 [144-145]。最近的一项来自 WECC 数据库的报告分析了 4627 例单纯食管切除手术患者,也提示对于全部 pN0M0 中低分化食管癌和全部淋巴结阳性(pN+)食管癌患者,行更大范围的淋巴结切除与生存提高相关 [145]。对于未接受术前放化疗、仅行食管切除术的患者,为了获得充分的淋巴结分期,指南推荐应至少切除 15 枚淋巴结。术前放化疗后虽然指南推荐相似的淋巴结切除方法,但切除和送检的最佳淋巴结数目尚现在并不清楚。

内镜治疗

内镜切除(ER)包括内镜黏膜切除(EMR)或内镜黏膜下剥离术(ESD)以及内镜消融(冷冻消融、射频消融和光动力治疗),是早期食管癌和 EGJ 癌的有效治疗方法,与手术切除同样有效但治疗相关并发症很少。

虽然没有随机研究比较过 ER、消融与其他外科手段治疗消化道肿瘤的优劣,但已有回顾性研究证实,ER 和其他内镜消融手段对于经过选择的 BE 或者早期食管癌、EGJ 癌患者是有效的。在一项基于 SEER 数据库中 1458 个 T1N0 食管癌患者的研究中,比较了外科手术以及内镜治疗(包括切除和消融),OS(总生存率)类似,而内镜治疗的患者有着更好的肿瘤相关生存,支持内镜治疗作为早期食管癌和 EGJ 癌的一个有效手段。[148]

在日本,EMR 广泛应用于食管表浅 SCC 的治疗,在西方国家也逐渐被接受用于治疗 BE 和表浅腺癌。[150-153] 对于 Barrett 食管伴 HGD 患者而言,采用根治性 Barrett 食管内镜黏膜切除术,被证实是一种长期有效的治疗 [154-158]。

ESD 有着较高的整块切除率而较低的严重并发症发生率,治疗早期食管癌和 EGJ 癌是安全有效的 [159-162]。回顾性研究证实,ESD 相比 EMR 有着更好的整块切除率及更低的局部复发率 [163,164]。

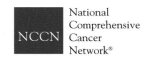

RFA 可单独或与 ER 联合用于完全根除非典型增生或者 BE[61,146,147,165-168]。有报道证明,内镜冷冻治疗在 BE 和早期食管癌患者中也有着较高的安全性和较好的耐受性[169,170]。

采用卟吩姆钠或 5- 氨基乙酰丙酸的 PDT 疗法用于 Barrett 食管和 HGD 也有着很好的长期疗效[171-173]。但近来由于其存在长期后遗症,PDT 已很少用于治疗食管癌。

内镜诊治的原则

内镜已经成为食管和食管胃交界部(EGJ)癌患者诊断、分期、治疗和随诊监测的重要工具。尽管有些内镜诊疗无需麻醉,但大多数内镜操作需要在由内镜医师、护士提供的清醒镇静下或由内镜医师、护士、麻醉护士或麻醉医师提供的深层麻醉(监护下麻醉)下进行。部分患者在内镜操作过程中有误吸风险而需要全身麻醉。内镜诊疗最好在拥有经验丰富医师的中心进行。

诊断

诊断性内镜用于确定食管肿瘤的大小和位置,并且活检任何可疑病灶。应详细记录病变的位置(距门齿及 EGJ 的距离)、肿瘤的长度、环周侵犯程度。术前内镜测量的病变长度,是影响食管腺癌患者长期生存的独立危险因素[174]。肿瘤≤2cm 的患者 5 年生存率显著高于肿瘤 >2cm 的患者(78% vs 29%)。

标准内镜活检钳行多点活检(6~8 块)可为病理学提供充足标本组织,而对于 Barrett 食管,推荐使用较大的活检钳以发现非典型增生[175]。高分辨率内窥镜成像和窄带成像是目前常用的图像增强手段,可提高 Barrett 食管或非 Barrett 食管病例中病变的检出水平[176,177]。

局部结节的内镜切除(ER)适用于早期疾病,以提供准确侵犯深度,分化程度,淋巴脉管侵犯存在与否[178-180]。肿瘤深度、LVI 和切缘情况是影响 OS 的最重要因素[181-183]。ER 的适应证为:病灶直径小于或等于 2cm、完全切除和组织病理学评估证明高分化或中分化、深度不超过黏膜下层浅层、无淋巴脉管浸润(LVI)、基底切缘及侧切缘阴性。

ER 可用于治疗 Barrett 食管伴随高级别非典型增生(HGD)、鳞状上皮不典型增生斑块尤其是伴随结节或者溃疡的病变。病理医师应提供肿瘤侵犯深度(至黏膜固有层、黏膜肌层或黏膜下层),血管、神经结构受侵犯程度,以及侧切缘及基底切缘是否存在肿瘤或者非典型增生的评估。

MS-14

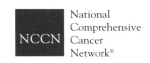

在食管病变的初始诊断中,通过刷片或冲洗获得的细胞学结果是远远不够的。但在治疗后可用来明确病变存在与否。

分期

在肿瘤性疾病进行任何治疗之前行内镜超声检查(EUS)做初步临床分期非常重要。仔细观察超声图像,可提供了肿瘤的侵犯深度(T 分期),异常肿大可疑阳性的淋巴结(N 分期)等信息,偶尔还能发现远处扩散的证据,比如对邻近器官的侵犯(M 分期)[179,186,187]。对于小于等于 2cm 的结节状病变,推荐内镜切除,因为这样能够得到比 EUS 更精确的浸润深度评估[188,189]。根据切除后标本的最终病理结果,评估内镜切除是否治愈,还是需要进一步接受切除或消融治疗。

超声内镜很容易看出纵隔及胃周淋巴结,肿大、低回声(暗)、均匀、圆形、边界清晰等特点提示恶性或者炎性淋巴结的存在。综合这些特征或者联合应用 FNA 行细胞学评估可大幅提高诊断的准确性。[190] 联合应用 FNA 较单纯 EUS 相比,可大幅提高判断淋巴结转移的准确性,尤其是腹腔淋巴结[191,192]。一项包含 125 例食管癌病例的研究中,比较了 CT、EUS 以及 EUS-FNA 行术前淋巴结分期的准确性,EUS-FNA 较 CT 更敏感(83% vs 29%),同时准确性高于 CT(87% vs 51%)和 EUS(87% vs 74%)[193]。77% 的患者评估后因为局部进展或者转移而没有直接行手术治疗。

伴随梗阻的肿瘤行 EUS 时,穿孔风险增加。经导丝 EUS 探头或者小探头 EUS 可降低分期的风险。对于较为特殊的病例,为行全面的分期检查可扩张恶性狭窄处,但扩张时穿孔风险增加。对可疑淋巴结 FNA 活检应确保不会穿过肿瘤或大血管区。在消化道内镜及 EUS 前,尽可能行 CT/PET 扫描,以便事前熟悉可能 FNA 的淋巴结分布。

治疗

原位癌或者 HGD、高中分化且病理证实为局限于黏膜固有层、黏膜肌层(pT1a)或黏膜下层浅层(pT1b)并且没有淋巴结转移证据、淋巴脉管侵犯的病变,可以选择内镜切除治疗[182,194-198]。

小而平坦的 HGD 或者原位癌(≤2cm)、或伴 HGD 的 Barrett 食管通过 ER 治疗,可得到更准确的病理学评估。[188] 较大的平坦型病变也可行 ER,但并发症风险增高[166,199]。这类病变可行消融治疗,但单纯消融治疗 SCC 的经验有限[61,146,147,166]。

内镜治疗[内镜黏膜切除术(EMR)、内镜黏膜下剥离术(ESD),和 / 或消融]的目的是彻底去除或清除早期疾病(原位癌,pT1a,部分无 LVI 的表浅 pT1b)和癌前病变(Barrett 食管)。对于早期肿瘤患者,推荐内镜治疗,因为内镜治疗后淋巴结转移、局部或远处转移和肿瘤相关死亡风险很低[195,196]。然而,对于肿瘤较大或是侵犯较深的患者,外科医师应与患者进行全面细致的讨论,比较食管切除术的相关风险,以及同时存在淋巴结病变的可能性。

随诊

在食管癌彻底治疗后进行内镜随诊时,应格外注意黏膜表面的变化,应对任何异常改变行多点活检。对于治疗性内镜下切除术后的患者,术后第一年应每三个月一次,术后第二年应每 3~6 月一次,随诊内容包括内镜随诊或者内镜下消融术(如临床需要)。

对于术前治疗后考虑可不手术治疗的患者,如需进行内镜下活检或刷检,应至少在术前治疗结束后 6 周以上方可进行。食管狭窄应进行活检以排除肿瘤相关原因。内镜检查联合 EUS 对疾病复发的监测灵敏度较高[200]。对于可疑淋巴结或影像学管壁增厚区域应进行超声内镜引导下针吸细胞学检查。

内镜治疗早期食管癌或者 EGJ 癌后的内镜随诊包括对 Barrett 食管的随诊。对于 Barrett 食管的随诊,应行四个象限分别活检以发现残留或复发的非典型增生灶。由于异常增生偶可存在于鳞状上皮黏膜下方,因此对于新生鳞状上皮即便是没有黏膜异常也应进行组织活检。对于残留或者复发的高级别、低级别异型增生,应考虑冷冻或者射频消融治疗。对于不存在非典型增生的 BE,不推荐消融治疗。

放射治疗

既往有多个研究系列报道了单纯外照射放疗的结果。这些研究多数纳入的是具有不良因素的患者,如临床 T4 病变和 / 或不能承受手术。总体上,接受常规剂量单纯放疗的患者,其 5 年生存率是

0%~10%[201-203]。Shi 等报告使用总剂量为 68.4Gy 的后程加速超分割放疗,5 年生存率为 33%[204]。然而,在 RTOG 85-01 研究中,所有接受常规放疗每日 2Gy、总剂量 64Gy 的单纯放疗组的患者 3 年内均死于癌症[205]。因此,该研究小组建议将单纯放疗作为姑息手段或不能耐受化疗的患者。

其他可供选择的放疗方法(例如乏氧细胞增敏和大分割)尚未显示出明确的生存优势。也可用术中放疗代替外照射,但这方面的经验有限[206]。调强放疗(IMRT)目前正在研究阶段[207-210]。一些回顾性研究对比食管癌的三维适形放疗和 IMRT,IMRT 显示出更好的剂量均匀性和一致性,同时减少了对肺和心的照射剂量[208,209]。

辅助治疗方面,一些随机研究未显示出单纯术前放疗或术后放疗具有生存优势[211-213]。食管癌协作组的一项 Meta 分析也未未能提供术前放疗生存获益的明确证据[214]。

近距离放疗是一种姑息治疗手段,可获得 25%~35% 的局部控制率,中位生存期约为 5 个月。Sur 等的一项随机研究报道,高剂量近距离放疗与外照射放疗在局部控制或生存方面均没有显著性差异[215]。RTOG92-07 研究中,75 例患者接受了 RTOG85-01 研究中的联合治疗方案(氟尿嘧啶和顺铂化疗联合 50Gy 外照射)后腔内加量。[216] 局部失败率为 27%,急性毒性反应中,3 级、4 级和 5 级发生率分别为 58%、26% 和 8%。瘘的累积发生率为每年 18%,粗发生率 14%。因此,尽管在放疗或综合治疗模式基础上加入腔内治疗虽有获益,但仍不明确。

NCCN
National
Comprehensive
Cancer
Network®

NCCN 指南 2017 年第 4 版食管和食管胃交界部癌

NCCN 指南索引
目录
讨论

放射治疗原则

一般原则

放疗(根治、术前、术后或姑息)是食管和食管胃交接部癌治疗的一部分。通常,Siewert Ⅰ型和Ⅱ型肿瘤应采用食管癌和 EGJ 肿瘤的放疗原则进行治疗。而 Siewert Ⅲ型肿瘤应根据临床情况应用食管和 EGJ 癌的放疗原则或胃癌的放疗原则。这些推荐应根据肿瘤的位置进行调整。

指南推荐组建一个包括内科、放疗和外科专家、影像科专家、胃肠病专家和病理学专家共同参与的多学科协作团队来决定最佳的诊断、分期和治疗模式。所有治疗前诊断检查获得有效的信息都应用于靶区的确定。适当应用影像引导来改进 CTV 的勾画。

术前放疗的推荐剂量为 41.4~50.4Gy(每日 1 次,每次 1.8~2.0Gy)。因为较低的剂量可能不足,对于因存在合并症或其他危险因素而不适宜手术的患者,应接受 50~50.4Gy 的放疗剂量。术后放疗剂量推荐 45~50.4Gy,根治性放疗的剂量推荐 50~50.4Gy。在根治性治疗中,尤其是无外科治疗计划的情况下,颈段食管癌可能需要更高的放疗剂量(60~66Gy)[217]。但目前没有随机研究的结果支持更高剂量的额外获益[218]。

模拟定位和治疗计划

因为稳定性和可重复性更高,仰卧位是患者最佳治疗体位。强烈推荐使用固定装置来增加可重复性。指南鼓励使用 CT 定位和三维治疗计划。当使用四维 CT 定位或其他呼吸控制技术时,应考虑到呼吸运动来调整边界,合理情况下也可适当减小边界。CT 定位时适当使用静脉造影同时口服或不口服造影剂来帮助定位靶区。

当临床上通过三维适形技术不能减少危及器官受量时可应用 IMRT[208,209]。当应用 IMRT 计划设计时应谨慎定义和勾画靶区。应考虑胃充盈变化和呼吸运动带来的不确定性。在危及器官如肺的 IMRT 计划设计中,应同时关注接受低中剂量的体积和接受高剂量的体积。此外,应保护将有可能用于重建的未受侵的胃,使其在高剂量区域外。

靶区

大体靶体积（GTV）应包括经治疗前诊断检查如 CT 扫描、钡餐、EUS 和 PET/CT 扫描等确定的原发肿瘤和累及的区域淋巴结。

临床靶体积（CTV）应包括微转移的高危区和选择性淋巴结区域（如腹腔干淋巴结区域、锁骨上淋巴结，颈段淋巴结和食管旁淋巴结）。淋巴结区域的选择性照射应依据原发肿瘤在食管和 EGJ 的位置决定。

计划靶体积（PTV）应包括肿瘤头脚方向外扩 5cm，水平方向外扩 1.5~2cm。

正常组织耐受和剂量限制

治疗计划须减少对危及器官不必要的照射剂量（如肝、肾、脊髓、心，尤其是左心室和肺）并限制接受高剂量照射的危及器官的体积（肝 60% 体积剂量 <30Gy；至少一侧肾的 60%<20Gy；脊髓 <45Gy；30% 的心 <45Gy），并尽可能减少左心室的受照剂量。

应着重注意肺的剂量，尤其是对术前治疗的患者。正常肺组织（靶体积 2cm 外）受照剂量不应超过 40Gy。总体来说，为减少术后肺部并发症的发生率，受照剂量 ≥20Gy 的肺的总体积应限定在 25% 以内，受照剂量 ≥5Gy 的肺的总体积应限定在 50% 以内。对进行同步放化疗的患者应将肺剂量体积直方图（DVH）参数作为肺并发症的预后因素。NCCN 成员机构正在积极研究 DVH 参数的最佳标准。

为了达到其他更重要的计划目标和有更多信息可用时，也可以不完全按照本指南执行。

支持治疗

为了避免计划中断或剂量减量，密切监测及对急性毒性给予积极的支持治疗至关重要。必要时可预防性应用止吐剂。需要时可给予抑酸药和止泻药。若热量摄入不足，应给予口服和 / 或肠内营养补充。如有临床指征可放置空肠造瘘管或胃鼻饲管。同步放化疗期间和早期恢复期间必须给予足够的肠内和（或）静脉补液。

综合治疗

食管癌和 EGJ 癌患者单纯手术治疗的总生存率较差[219]，所以采用综合治疗。

根治性放化疗

对比同步放化疗和单纯放疗（两组均无手术）的随机分组研究只有一项（RTOG 85-01）。该研究采用足量化疗同步联合放疗[205,220]。这项研究中，临床分期为 T1-3N0-1M0 的食管鳞癌或腺癌患者接受 4 周期氟尿嘧啶和顺铂[205,220]。放疗（50Gy，2Gy/d）在化疗第 1 天同时进行。对照组为单纯放疗（64Gy）。结果显示，随机分组到接受联合治疗的患者在中位生存（14 个月 vs 9 个月）和 5 年 OS（27% vs 0%）方面明显获益，预计 8 年生存率和 10 年生存率分别为 22% 和 20%。联合治疗组局部作为首个失败部位的发生率（定义为局部难治和复发）也较低（47% vs 65%）。

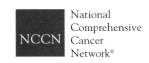
INT 0123 研究是继 RTOG 85-01 之后比较同种化疗方案（氟尿嘧啶和顺铂）联合不同放疗剂量的优劣性的研究[218]。这项研究中，218 例临床分期为 T1-4,N0-1M0 的食管鳞癌（85%）或腺癌（15%）患者随机分组到高剂量组（68.4Gy）或标准剂量组（50.4Gy），给予相同的化疗方案（氟尿嘧啶和顺铂）。高剂量组和标准剂量组在中位生存期（13 个月 vs 18 个月），2 年生存率（31% vs 40%）和局部失败率或局部难治率（56% vs 52%）方面没有显著性差异。

根据这两项研究的结果，食管鳞癌或腺癌患者进行根治性同步放化疗的标准治疗方案设定为氟尿嘧啶和顺铂联合 50.4Gy 放疗。

近期一些研究也肯定了局部进展期食管癌患者进行根治性同步放化疗的疗效[27,221-223]。对鳞癌患者联合多西他赛 + 顺铂进行根治性同步放化疗可达到较高的 ORR（98%；71% 完全缓解）。中位随访 18 个月，中位 OS 为 23 个月[221]。局部无进展生存（PFS）率，PFS 和 3 年 OS 分别为 60%，29% 和 37%。对不可切除的食管癌患者进行联合卡铂和紫杉醇的同步放化疗可达到更好的 OS,疾病相关生存,持续局部控制和缓解,且耐受性良好[27,222]。最近一项Ⅲ期随机研究中，267 例不可切除食管癌或由于身体条件不能接受手术的食管癌患者随机分组为 FOLFOX 4（氟尿嘧啶,亚叶酸和奥沙利铂）或氟尿嘧啶联合顺铂

的同步放化疗组。[223] FOLFOX 组中位 PFS 为 9.7 个月,氟尿嘧啶联合顺铂组中位 OS 为 9.4 个月（P=0.64）[223]。尽管与氟尿嘧啶联合顺铂的同步放化疗组相比,FOLFOX 同步放化疗组未能达到 PFS 获益,但研究者发现对于不适合进行手术的局部食管癌患者 FOLFOX 或许是更合适的选择。

术前放化疗

可切除食管癌的最常见治疗方式是术前放化疗加手术,尽管这一方法仍在不断研究探索中[224]。2 项 Meta 分析的结果表明,与单纯手术治疗相比,术前放化疗加手术显著降低了 3 年的死亡率和局部区域复发率,还可以降低肿瘤的分期[225,226]。另一项近期的 Meta 分析（包含 1854 例患者,术前放化疗 vs 单纯手术治疗的 12 个随机研究）表明,对可切除的食管腺癌患者,采用术前放化疗有明显的生存获益[227]。Swisher 等也报道了与术前化疗相比,局部进展期食管癌行术前放化疗可以提高 pCR 率（28% vs 4%）和 3 年生存率（48% vs 29%）[228]。一项回顾性分析中包括了 363 例低位食管腺癌患者,发现有 Barrett 食管的患者术前放化疗总生存期显著短于无 Barrett 食管患者（32 个月 vs 51 个月）[229]。

NCCN 指南 2017 年第 4 版食管和食管胃交界部癌

然而,对比临床可切除食管癌行单纯手术和术前放化疗加手术的多项随机研究结果有所分歧[115,230-236]。最大的多中心Ⅲ期随机研究(CROSS 研究)结果表明,可切除的食管癌(T2-3N0-1M0)和胃食管结合部(EGJ)癌(368 例,75% 为腺癌,23% 为鳞癌)应用卡铂和紫杉醇化疗方案的术前放化疗,比单纯手术显著提高了 OS 和 DFS[115]。放化疗组的 R0 切除率也明显高于单纯手术组(92% vs 69%)。放化疗组和单纯手术组的中位生存期分别为 49 个月和 24 个月,两组的 1、2、3 和 5 年生存率分别为 82%、67%、58%、47% 和 70%、50%、44%、34%。鳞癌的 pCR 率高于腺癌(49% vs 23%,P=0.008),但病理学类型并不是生存的预测因子。中位随访 24 个月,放化疗组局部复发率为 35%,单纯手术组则为 58%。术前放化疗将局部区域复发率由 34% 降至 14%($P<0.001$),腹膜转移率由 14% 降至 4%($P<0.001$)。[237]

与 CROSS 研究的结果相反,另一个Ⅲ期随机临床研究(FFCD 9901)表明,相对于单纯手术,应用顺铂和氟尿嘧啶方案的术前放化疗并未提高 R0 切除率或 OS,反而增加了Ⅰ或Ⅱ期食管癌的术后死亡率[236]。中位随访 93.6 个月,放化疗组的 R0 切除率为 93.8%,单纯手术组为 92.1%(P=0.749);两组 3 年生存率分别为 47.5% 和 53%(P=0.94);术后死亡率分别为 11.1% 和 3.4%(P=0.049)。

已经有多项随机研究评估了局部进展期食管鳞癌采用放化疗加手术的疗效[238,239]。Stahl 等将 172 例患者随机分为两组,均接受诱导化疗,之后一组行放化疗及手术治疗,另一组仅行放化疗[238]。2 年 PFS 率手术组(64.3%)优于放化疗组(40.7%)。然而,两组的 OS 无差异。手术组的治疗相关死亡率明显高于放化疗组(12.8% vs 3.5%)。经过 10 年随访的长期结果也表明两组的生存没有明显差异[240]。Stahl 的研究因无显著获益而提前终止了。Bedenne 等(FFCD 9102 研究)也表明手术加放化疗与放化疗相比并无获益,在初始放化疗有效的局部进展期食管鳞癌中尤其如此[239]。然而,这个研究的设计欠佳,且入组病例数较少。

CALGB 9781 是一项前瞻性的随机对照研究,对比了Ⅰ~Ⅲ期食管癌的三联疗法和单纯手术治疗[241]。这个研究缺乏确切的目标,仅有 56 例患者入组。病人随机分为单纯手术组和同步放化疗组(顺铂及氟尿嘧啶方案化疗)。中位随访 6 年。意向处理分析显示,中位生存期分别为 4.5 年和 1.8 年,三联疗法更好。采用三联疗法的患者 5 年生存率更高(39%vs16%)。尽管生存率偏低,本研究已显示出了显著差异,提示三联疗法可能是局部进展期食管癌的标准疗法。

最近的一项针对可切除食管及 EGJ 腺癌的 II 期随机研究入组了 75 例患者,术前放化疗组(顺铂及氟尿嘧啶方案化疗),与术前化疗组相比并无生存获益[242]。化疗组和放化疗组的中位 PFS 分别为 26 个月和 14 个月(P=0.37),中位 OS 分别为 32 个月和 30 个月(P=0.83)。然而,放化疗组的病理缓解率(8% vs 31%;P=0.01)和 R1 切除率(0% vs 11%;P=0.04)较高。

术前序贯化疗和放化疗

很多临床研究给予局部进展期食管癌和 EGJ 癌术前序贯治疗,即术前化疗后行术前放化疗[243-251]。

在一项 III 期研究中,Stahl 等在 119 例局部进展期 EGJ 腺癌患者中比较了术前化疗(顺铂、氟尿嘧啶、亚叶酸钙)和相同化疗方案的术前放化疗[247]。局部进展期低位食管或 EGJ 腺癌随机分入诱导化疗后手术组(A 组)和诱导化疗后放化疗加手术组(B 组)。B 组患者有更高的术后 pCR 率(15.6% vs 2.0%)和阴性淋巴结率(64.4% vs 37.7%)。术前放化疗将 3 年生存率由 27.7% 提高到 47.4%。尽管这一研究因招募患者少,且统计无显著差异而提前关闭,EGJ 腺癌的患者行术前放化疗仍比术前化疗显示出有一定生存获益的倾向。

一个针对可切除局部进展期胃和 EGJ 腺癌的 II 期研究中,伊立替康和顺铂诱导化疗后,放化疗采用相同用药方案,结果有一定的客观缓解率[248]。65% 的患者达到了 R0 切除。中位生存期和 2 年生存率为 14.5 个月和 35%[248]。另一个多中心 II 期研究(SAKK75/02)中,多西他赛和顺铂诱导化疗后,也采用相同方案的放化疗,在食管鳞癌和腺癌的患者(共 66 例,57 例接受手术)中有效,52 例达到 R0 切除。中位 OS 和 PFS 分别为 36.5 月和 22.8 个月[249]。

在一个食管癌和 EGJ 癌的 II 期研究中,诱导化疗后,行术前放化疗(伊立替康及顺铂方案化疗)及手术,pCR 率仅 16%,R0 切除率为 69%,PFS 和 OS 与其他评估术前放化疗的 II 期临床研究结果相仿或逊色[250]。中位随访 65 个月,中位 PFS 和 OS 分别为 15.2 个月和 31.7 个月。另一个 II 期随机研究结果显示,食管癌患者接受诱导化疗(奥沙利铂和氟尿嘧啶)后行相同方案的术前放化疗,pCR 率略有提高,OS 无明显延长[251]。

术前放化疗之前行诱导化疗是可行的,适于合适的患者。然而,这一方法尚未被 III 期随机临床试验证实。

NCCN 指南 2017 年第 4 版食管和食管胃交界部癌

术后放化疗

具有里程碑意义的 SWOG 9008/INT-0116 试验研究了可切除胃及 EGJ 腺癌接受手术及术后放化疗[252]。本试验共 556 例可切除的(按照 1988 AJCC 分期标准分为 I B 到 IV 期,M0)胃及 EGJ 腺癌患者(20% 为 EGJ 腺癌),随机分为手术加术后放化疗组(281 例,放化疗方案为氟尿嘧啶和亚叶酸钙,前后行相同方案的化疗)及单纯手术组(275 例)。大多数患者原发灶为 T3-4(69%) 和淋巴结阳性(85%);仅 31% 的患者为 T1-2,14% 患者淋巴结阴性。手术并未列入研究方案,但要求参加试验者均已经切除所有已探明的病灶。病人术后康复后方可参加研究。术后放化疗(适用于所有 T1 或更高分期、有或无淋巴结转移的患者)显著提高了 OS 和 PFS。单纯手术组的中位生存期为 27 个月,放化疗组为 36 个月(P=0.005)。放化疗组的 3 年 OS 率和 PFS 率高于手术组(分别为 50% vs41%,48% vs31%)。放化疗组以局部复发作为首次复发的概率也明显下降(19% vs 29%)。经过 10 年以上的中位随访,接受术后放化疗的 I B 到 IV 期(M0)胃和 EGJ 腺癌患者生存得到延长,且没有明显的远期毒副反应[253]。

INT-0116 研究的结果确立了术后放化疗作为未接受术前治疗的胃和 EGJ 腺癌患者的标准治疗。然而,这一试验中的化疗方案(放化疗方案为团注氟尿嘧啶和亚叶酸钙,前后行相同方案的化疗)3~4 级血液学毒性及消化道副反应发生率较高(分别为 54% 及 33%)。281 例放化疗组的病人中仅有 64% 完成了全部的治疗方案,17% 因毒性反应未完成治疗。3 例患者因放化疗相关毒副反应死亡,包括肺纤维化、心脏事件和骨髓抑制。

尽管在 INT-0116 研究的基础上,形成了对胃和 EGJ 腺癌完全切除后行术后放化疗的推荐,研究中的化疗剂量和方案因严重的毒副反应并未推广使用。回顾性分析中,淋巴结阳性的食管癌行术后放化疗有生存获益[254,255]。最近的回顾性研究数据表明 0116 研究的术后放化疗方案可提高未接受新辅助化疗的根治性切除 EGJ 腺癌和淋巴结阳性患者(n=211)的 DFS[256]。术后放化疗的 3 年 DFS 率为 37%,单纯手术仅为 24%。别的研究者评估了其他术后放化疗方案[257,258]。一个 II 期非随机试验在预后不良的食管及食管胃结合部腺癌中评估了顺铂和氟尿嘧啶方案用于术后同步放化疗,4 年总生存率、无复发率、远处转移控制率、局部控制率分别为 51%、50%、56% 和 86%,对于淋巴结阳性的肿瘤(T3 或 T4),比过去单纯手术的结果更好[257]。在随机组间试验(CALGB 80101)中,对于根治性切除术后的胃癌或胃食管结合部癌患者进行行术后放化疗,在氟尿嘧啶和放疗之前和之后用 ECF 方案相比 INT-0116 方案并未改善生存[258]。

NCCN
National
Comprehensive
Cancer
Network®

NCCN 指南 2017 年第 4 版食管和食管胃交界部癌

NCCN 指南索引
目录
讨论

术后同步放化疗对比单纯手术的效果尚未在食管癌患者中进行随机对照试验。

化疗

术前化疗

单独化疗的效果已在术前化疗试验中得到了研究。在 RTOG 8911（Intergroup 0113）试验中，可行手术切除的食管癌（两种组织类型均有）患者随机接受 5-FU 加顺铂方案的术前化疗或单独手术，未能证明术前化疗为患者生存带来益处[259]。这个研究的长期结果表明，术前化疗患者 63% 可以达到完整切除（R0），而术前未化疗者为 59%[260]。虽然术前化疗降低了 R1 切除的发生率（4% vs. 15% 单纯手术组），但是没有证据显示两者之间总生存有差别。

在医学研究委员会的 MRC OEO2 研究中，802 例可手术切除的食管癌患者随机分组接受单纯手术或术前 2 个周期的化疗，方案为氟尿嘧啶（1000mg/m^2，每天持续静脉输注，共 4 天），联合顺铂（80mg/m^2，第 1 天），每 21 天重复一次，然后手术[261]。然而，这个试验有许多临床

研究方法学上的问题。有近 10% 的患者接受了研究方案以外的术前放疗，中国招募的病例被排除在外。在中位随访时间为 2 年的短期随访中，术前化疗组显示出 3.5 个月的生存优势（16.8 个月 vs 13.3 个月）。长期随访结果证实，术前化疗对可切除的食管癌患者提高了生存。[262] 中位随访 6 年时，患者的 DFS 和 OS 在术前化疗组有显著延长。术前化疗组的生存优势（23% 化疗组 vs 17% 手术组）在鳞癌和腺癌患者中的结果一致[262]。

另一个随机对照试验的长期随访结果也提示，足叶乙甙联合顺铂的术前化疗显著提高了食道鳞癌患者的（169 例）OS 和 DFS[263]。术前化疗组中位生存期 16 个月，而手术组是 12 个月。两组的 5 年生存率分别是 26% 和 17%。

一项基于患者数据的 Meta 分析显示，术前化疗与单独手术相比在患者的 OS 和 DFS 方面有较小但有统计学显著性差异的获益[264]。另一项包括 9 个随机对照试验共 1981 例患者的 meta 分析的更新结果显示，术前化疗联合手术和单独手术比较，术前化疗对可切除的食管腺癌患者显示出生存获益[227]。

围手术期化疗

英国医学研究委员会组织了第一个围手术期化疗的 III 期临床研究（MAGIC 研究），对可切除的胃食管癌患者的围手术期化疗进行了评估[116]。在这个试验中，503 例患者被随机分组，分别接受单独手术或者手术联合 ECF 方案（表柔比星、顺铂、氟尿嘧啶）的围手术期化疗（手术前及术后）。患者在手术前接受随机分组。大部分（74%）患者为胃癌，小部分患者为食管下段腺癌（14%）和食管胃交界部（11%）。大部分患者是 T2 或更晚分期（T1 占 12%，T2 占 32%，T3-T4 占 56%），71% 患者淋巴结阳性。与单纯手术组相比，围手术期化疗组的患者分期为 T1 和 T2 的比例（51.7%）更高，淋巴结转移也更少（N0 或 N1；84%），手术组这两项指标的比例分别为（36.8% 和 70.5%）。研究结果显示，围手术期化疗显著提高了患者的 PFS（$P<0.001$）和 OS（$P=0.009$）。围手术期化疗组的五年生存率为 36%，而手术组为 23%。

在一个较新的 FNCLCC/FFCD 试验中（共 224 例；75% 是食管下端或胃食管结合部腺癌，25% 是胃癌），Ychou 等报道围手术期化疗组应用氟尿嘧啶和顺铂，显著增加了可切除肿瘤患者的治愈切除率、无病生存期、总生存期[265]。中位随访 5.7 年时，5 年 OS 率在围手术期化疗组是 38%，而单纯手术组是 24%（$P=0.02$）。两组的 5 年无病生存率分别是 34% 和 19%。这个试验由于入组缓慢而提前终止。

这两个研究的结果，确立了围手术期化疗作为可切除的食管下段或胃食管结合部腺癌患者是另一个可选择的标准治疗方法。

局部进展或转移性癌症的化疗

顺铂是最有效的药物之一，其单药有效率一直 20% 以上[266]。一些其他药物包括伊立替康[267-269]，多西紫杉醇[270,271]，紫杉醇[272,273]，足叶乙甙[274]在进展期或转移性食管癌治疗中显示单药具有一定抗肿瘤活性。顺铂联合氟尿嘧啶方案是研究得最多的、也是最常用的食管癌化疗方案，其有效率在 20%~50%。

现已证明，顺铂加紫杉醇或多烯紫杉醇，联合或不联合氟尿嘧啶，对局部进展期胃食管结合部癌或转移性食管癌患者有效[275-280]。在随机多中心 III 期临床研究（V325）中，445 例未治疗患者随机接受 DCF（每三周）或顺铂联合氟尿嘧啶（CF）[279]。大部分患者是进展期胃癌，19%~25% 病人是胃食管结合部癌。中位随访 13.6 个月，疾病进展时间 DCF 组比 CF 组显著延长（5.6 个月 vs. 3.7 个月；$P<0.001$）。中位随访 23.4 个月时，中位生存时间 DCF 组比 CF 组显著延长（9.2vs. 8.6 月；$P=0.02$）。总有效率 DCF 组也显著高于 CF 组（37% vs. 25%；$P=0.01$）[279]。为进一步提高患者的耐受性，目前几项临床研究正在评价采用不同的改良的 DCF 方案治疗进展期食管癌和胃癌患者的情况[281-285]。

REAL-2 试验(30% 食管癌患者)是一个随机多中心 Ⅲ 期临床试验,比较卡培他滨与氟尿嘧啶、奥沙利铂与顺铂在 1002 例进展期食管癌胃癌患者中的疗效[286]。研究入组了食管的腺癌、鳞癌和未分化癌,胃食管接合部以及胃癌的患者,并将患者随机分配到以表柔比星为基础的四种方案中(ECF;表柔比星,奥沙利铂和氟尿嘧啶[EOF];表柔比星,顺铂和卡培他滨[ECX];表柔比星,奥沙利铂和卡培他滨[EOX])。中位随访时间为 17.1 个月。该研究结果显示在初治的进展期食管癌胃癌患者中,卡培他滨与氟尿嘧啶的疗效相当;而奥沙利铂与顺铂的疗效也相当。与顺铂相比,奥沙利铂引起 3 或 4 度中性粒细胞减少、脱发、肾损害和血栓栓塞发生率相对较低,但是 3 或 4 度腹泻和神经毒性发生率相对较高。氟尿嘧啶和卡培他滨的毒副作用没有差别。

采用伊立替康为基础的联合方案作为一线治疗用于转移性食管癌或胃食管结合部癌,已经进行了前瞻性临床研究[287-293]。一个随机 Ⅲ 期研究(337 例患者)显示,伊立替康联合氟尿嘧啶和亚叶酸(IF)方案在 PFS 方面疗效并不亚于顺铂联合氟尿嘧啶(CF)方案(IF 组估计在 6 个月和 9 个月时的 PFS 率分别是 38% 和 20%,CF 组分别是 31% 和 12%),但 OS(9 个月 vs. 8.7 个月 CF 组)和 TTP 没有显示出优势(5 个月 vs 4.2 个月 CF 组;P=0.018)[288]。IF 组患者有更好的毒性耐受。在一个 Ⅱ 期研究中评估伊立替康联合氟尿嘧啶和亚叶酸(AIO 方案)在局部进展期或转移性食管癌(腺癌或鳞癌)患者中的疗效。可评估患者 19 例中,33% 部分缓解,38% 稳定,8% 疾病进展[289]。腺癌和鳞癌患者的中位生存时间分别是 20 个月和 10 个月。一个更近期的随机 Ⅲ 期研究(法国协作组研究)比较了氟尿嘧啶,亚叶酸和伊立

替康(FOLFIRI)和 ECF 作为一线方案治疗进展期或转移性胃癌或胃食管结合部腺癌的疗效[293]。在这个研究中,416 例患者(65% 是胃腺癌,35% 是胃食管结合部腺癌)随机接受 FOLFIRI 或 ECF 方案治疗。中位随访时间 31 个月,在中位治疗失败时间方面 FOLFIRI 明显长于 ECF(5.1 个月 vs. 4.2 个月;P=0.008)[293],两种方案在中位 PFS(5.3 个月 vs. 5.8 个月;P=0.96)、中位 OS(9.5 个月 vs. 9.7 个月;P=0.95)和客观缓解率(39.2% vs. 37.8%)方面无显著差别。FOLFIRI 比 ECF 方案毒性更低且耐受性好。NCCN 专家组认为对于进展期或转移性胃食管结合部腺癌患者,FOLFIRI 可作为一线治疗的选择方案。

伊立替康联合氟尿嘧啶、或多西他赛或卡培他滨的方案在铂类为基础化疗失败后的进展或转移性食管癌及胃癌患者中也显示出一定的疗效[290,294,295]。

目前已经对含有奥沙利铂[296,297],卡铂[298],丝裂霉素[299]和吉西他滨[300,301]的联合化疗方案治疗进展期或转移性食管癌的疗效进行了研究。一个由德国研究组开展的 Ⅲ 期临床试验显示,对于转移性食管癌及胃癌患者,氟尿嘧啶、亚叶酸和奥沙利铂联合方案(FLO)相对于氟尿嘧啶、亚叶酸和顺铂方案(FLP)的毒性更小,且 FLO 组的中位 PFS 有提高趋势(5.8 个月 vs 3.9 个月)[297],然而两组的中位 OS(10.7 个月 vs 8.8 个月)并无显著差别。对于 65 岁以上的患者,FLO 组比 FLP 组有更高的治疗有效率(41.3% vs 16.7%),治疗失败时间(5.4 个月 vs 2.3 个月)和 PFS(6.0 个月 vs 3.1 个月),总生存(13.9 个月 vs. 7.2 个月)也有改善。卡铂联合紫杉醇对进展期食管癌有中等疗效(有效率 43%)[298],但 52% 的患者有中性粒细胞减少(3~4 度)。一项对于进展

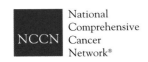
期食管癌及胃癌患者的随机前瞻性研究显示，丝裂霉素、顺铂和氟尿嘧啶（持续静脉输注）方案的疗效和 ECF 方案疗效相当，但是 ECF 方案的生活质量更优[299]。

在随机临床试验中，对进展期食管癌患者，任何一种化疗方案都没有能显示出持续一致的获益，并且化疗和最佳支持治疗相比也未显示出生存获益[302]。目前没有证据表明姑息化疗可以带来任何的生存获益，但其可能改善转移性及不可切除的进展期食管癌患者的生活质量[303]。目前仍然缺乏充分有力的 III 期临床研究证据。

靶向药物治疗

ToGA 试验是第一个评价曲妥珠单抗联合顺铂和氟尿嘧啶治疗 HER-2 阳性的胃癌和胃食管结合部腺癌的有效性和安全性的随机、前瞻性、多中心 III 期临床试验[73]。594 例 HER-2 阳性（IHC 3+ 或 FISH 阳性[HER-2:CEP17≥2]）的局部进展期、复发或转移性胃癌和胃食管结合部腺癌患者，随机接受曲妥珠单抗联合化疗（氟尿嘧啶或卡培他滨联合顺铂）或单纯化疗[73]。大部分是胃癌（曲妥珠单抗组占 80%，化疗组占 83%）。两组中位随访分别是 19 个月和 17 个月。对于 HER-2 过表达或扩增的患者，曲妥珠单抗加化疗组比单纯化疗组的中位 OS 有显著的改善（13.8 个月 vs. 11 个月，$P=0.046$）。这个研究奠定曲妥珠单抗联合化疗作为一个新的标准治疗用于 HER-2 阳性的进展期或转移性胃癌和胃食管结合部腺癌患者。

然而，曲妥珠单抗的生存获益仅限于 IHC 3+ 或 IHC 2+ 且 FISH 阳性的患者。在 IHC 0 或 1+ 且 FISH 阳性的患者中没有观察到显著的生存获益[73]。在 ToGA 试验后续亚组分析中，曲妥珠单抗联合

化疗主要明显改善了 IHC 2+ 且 FISH 阳性以及 IHC 3+ 的患者的总生存（446 例；16 个月 vs. 11.8 个月；HR=0.65），而对于 IHC 0 或 1+ 且 FISH 阳性患者的生存期则无显著提高（131 例；10 个月 vs. 8.7 个月；HR=1.07）

雷莫卢单抗（Ramucirumab），一种 VEGFR-2 单抗，在 III 期临床试验中对既往治疗过的进展或转移性胃癌或胃食管结合部癌患者显示有令人鼓舞的疗效[304,305]。一个国际随机多中心安慰剂对照的 III 期临床试验（REGARD 试验）证实，雷莫卢单抗对一线化疗失败后的进展期胃癌或胃食管结合部腺癌患者显示出生存获益[304]。这个研究中，355 例患者随机接受雷莫卢单抗（238 例；178 例胃癌；60 例胃食管结合部腺癌）或安慰剂（117 例，87 例胃癌，30 例 EGJ 腺癌）治疗。雷莫卢单抗治疗组中位 OS 是 5.2 个月，高于安慰剂组的 3.8 个月（$P=0.047$）。雷莫卢单抗组高血压发生率高于安慰剂组（16% vs 8%），其他不良反应两组基本相同。另一项近期的国际多中心 III 期随机对照临床研究（RAINBOW 研究）评估了雷莫卢单抗联合紫杉醇和紫杉醇单药治疗一线治疗后进展的转移性胃和 EGJ 腺癌的疗效。与紫杉醇单药相比，雷莫卢单抗联合紫杉醇显著提高患者的 OS、PFS 和 ORR[305]。这项研究纳入 665 例患者，随机分入紫杉醇联合雷莫卢单抗组（335 例）和紫杉醇单药组（330 例）。雷莫卢单抗联合紫杉醇组中位 OS 显著长于紫杉醇单药组（9.63 个月 vs 7.36 个月，$P<0.0001$），中位 PFS 两组分别为 4.4 个月和 2.86 个月。雷莫卢单抗联合紫杉醇组 ORR 为 28%，而紫杉醇单药组为 16%（$P=0.0001$）。雷莫卢单抗联合紫杉醇组患者的中性粒细胞减少和高血压更为常见。

基于上述两项研究结果,雷莫卢单抗单药或雷莫卢单抗联合紫杉醇已经被 FDA 批准用于治疗一线铂类或氟尿嘧啶类药物化疗失败的进展期 EGJ 腺癌。

此外,对于进展期和转移性食管癌和 EGJ 腺癌,针对 EGFR 和 MET/ 肝细胞生长因子受体的靶向治疗药物已经显示出令人鼓舞的结果[306-308]。有更多正在进行的临床研究结果令人期待。

治疗指南

对食管和食管胃交界部癌患者的治疗要求多学科专家意见,包括肿瘤外科、肿瘤内科、胃肠科、肿瘤放疗科、放射科和病理科。此外,营养服务、社会工作者、护理、姑息治疗专家以及其他辅助学科也是需要的。有时遗传专家也应该参与。因此,专家组鼓励由所有食管胃癌治疗的成员参与做出多学科治疗决策。专家组鼓励相关学科最好参与每次会议。对特定患者的初始治疗小组来说,多学科团队的推荐是重要的咨询意见。参见指南*胃食管癌多学科治疗原则*部分。

检查

新诊断患者应该经过完整的病史回顾、体格检查、全血计数和血生化检查、活检(确定组织学分类和转移癌)以及经全部上消化道内镜活检。如果肿瘤位于隆突或以上水平,应进行支气管镜检查(包括对任何异常处的活检和细胞冲洗液检查)。对于无法直视观察到的上消化道肿瘤患者,可选择双重对比钡餐检查。胸和腹部 CT 扫描(口服或静脉对比增强)也应进行。内镜下切除对于早期癌的准确分期是有必要的[178,179,180]。如果临床需要,盆腔 CT 也应进行。如果没有远处转移的证据,推荐食管超声和 PET/CT 进行评估。如果确定或怀疑远处转移,推荐进行 *HER2* 检测。参见 HER2-neu 过表达的病理评估原则。对于所有食管胃交界部癌,指南推荐进行 Siewert 分型[50,51]。指南也推荐有食管和食管胃交界部癌家族史的人进行监测。对于有食管和食管胃交界部癌相关高风险综合征的个体推荐至肿瘤遗传专科就诊。

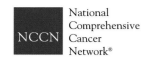
PET/CT 扫描对初始分期和术前放化疗后评价远处淋巴结转移和血行性转移是有用的 [309-311]。PET/CT 扫描已经被认为可以改进淋巴结分期并检测出Ⅳ期食管癌 [312]。也被认为是无远处转移食管癌患者总生存期的独立预测因子 [313]。此外,一项近期研究也显示,在预测新辅助治疗后食管癌患者淋巴结状态和完全缓解率方面,FDG-PET/CT 扫描比食管超声穿刺活检和 CT 扫描更准确 [314]。单独使用时,PET/CT 和 CT 可提供活检的靶区,但假阳性率较常见。PET/CT 扫描可能有助于初始治疗后再分期和监测缓解情况。最近一项对于活检证实为食管癌的回顾性研究显示,在标准分期中增加 PET/CT 导致了多学科团队改变了对 38.2% 患者的治疗建议,改善了根治性治疗的患者选择 [315]。

初步检查将患者分为具有以下特性的两组:

- 局部性癌(Ⅰ ~ Ⅲ期)
- 转移性癌(Ⅳ期)

附加评估

对于具有明显局部性肿瘤的患者,附加评估主要在于评价他们的身体条件和可切除性,尤其是怀疑有腹腔转移的患者。这些评估可能包括:肺功能检测、心脏检查和营养评估。部分患者可考虑经鼻十二指肠管或空场造瘘管进行术前营养支持。不推荐经皮内镜下胃造瘘术(PEG)。对食管或胃食管交界部腺癌的患者,如无远处转移证据(M1),可考虑行(可选)腹膜腔的腹腔镜分期 [141]。如果计划行结肠代食管手术,推荐应用钡剂造影或结肠镜检查对结肠进行评估。肠系膜上动脉造影仅用于部分计划行结肠代食管手术的患者。

经过附加检查评估的局部性肿瘤患者又被进一步分成以下几组:

- 适宜手术的患者
- 不宜手术,但可耐受化疗或放化疗的患者
- 不宜手术,也不能耐受化疗或放化疗的患者

适宜手术的局部性肿瘤患者的治疗

鳞状细胞癌的初始治疗

对于原位癌或 T1a 肿瘤(直径小于或等于 2cm,高分化或中等分化的肿瘤),推荐内镜下切除(EMR 或 ESD)附加或不附加射频消融(实现完全消除多发的异常增生)作为治疗首选。对原位癌(Tis)患者,单纯射频消融可作为初始治疗选择。

NCCN 指南 2017 年第 4 版食管和食管胃交界部癌

现有的证据(尽管非常有限)显示内镜下切除之后的射频消融能够有效地完全清除早期的食管鳞状细胞癌[146,316]。如果病变完全切除,射频消融可能是不需要的。对于病变广泛的原位癌或浅表的 T1a 肿瘤,尤其是经内镜下切除治疗(接受或没有接受射频消融)后没有完全控制的结节性病变患者,建议行食管切除术[181]。推荐食管切除术作为 T1bN0 患者初始治疗方式[181]。

T1bN+ 的肿瘤患者和局部进展期可切除肿瘤(T2~T4a,任何区域淋巴结)患者的初始治疗选择包括术前放化疗(非颈段食管)[238,239]、根治性放化疗(推荐颈段食管)[218,220,317]或食管切除术(非颈段食管)。

根治性放化疗也是 T4b 肿瘤患者(无法切除)首选,偶尔在部分患者中可降低手术切除难度[222]。化疗仅考虑用于肿瘤侵及气管、大血管或心脏的患者。

以氟嘧啶或紫杉醇为基础的化疗方案被推荐用于术前和根治性放化疗。参见指南里"全身治疗原则"部分的具体治疗方案列表。

腺癌的初始治疗

Tis、T1a 或者 T1bN0 肿瘤患者的初始治疗选择与上述鳞状细胞癌患者的治疗类似。内镜下切除(EMR 或 ESD)附加后续的射频消融是浅表 T1b 肿瘤患者的初始治疗。食管切除术被推荐用于经内镜下切除(使用或未使用射频消融)治疗未完全控制的结节性病变患者[181]。

T1bN+ 的肿瘤患者和局部进展期可切除肿瘤(T2~T4a,任何区域淋巴结)的患者初始治疗方式包括术前放化疗(首选)[115]、根治性放化疗(仅用于拒绝手术的患者)[218,220,223]、围术期化疗[116]或食管切除术(适用于低危、分化程度好且病变直径小于 2cm 的患者)。

根治性放化疗同样被推荐用于治疗 T4b 肿瘤患者(不能切除),其中部分患者可降低手术切除难度[222]。

以氟嘧啶或紫杉醇为基础的化疗方案被推荐用于术前和根治性放化疗。参见指南里"全身治疗原则"部分的具体治疗方案列表。

附加治疗(鳞状细胞癌和腺癌)

对于所有完成术前放化疗或根治性放化疗后的鳞状细胞癌或腺癌患者,推荐进行再分期,例如:如果患者未行 PET/CT 检查可行增强 CT;PET/CT 或 PET;上消化道内镜和活检(可选择在术前放化疗之后)。应用 PET/CT 或 PET 的疗效评估需在术前治疗完成后 5~6 周进行(证据级别 2B)。

辅助治疗的选择(术前和根治性放化疗之后)要基于疗效评估的结果。食管切除术被推荐用于接受术前放化疗后已没有肿瘤证据和仍有局部病变的患者。对已没有肿瘤证据的患者也可选择观察(证据级别 2B),对存在持续局部病变的患者也可行姑息治疗。根治性放化疗之后没有肿瘤证据的患者可选择观察治疗,存在持续局部病变的患者可行姑息的食管切除术或姑息治疗。

所有经过术前化疗后的腺癌患者优先选择食管切除术。

经过根治性或术前放化疗后,肿瘤不能切除或出现远处转移的患者,根据他们的身体状态可考虑姑息治疗。

术后治疗

术后治疗基于手术切缘、淋巴结状况和组织病理学。食管癌患者术后治疗的有效性仍无随机研究证实。对于术后应用放化疗(仅对未接受术前治疗的患者),以及接受围术期化疗的远端食管或食管胃交界部腺癌患者,现有的证据来源于关于胃癌的前瞻性随机研究,其中包含远端食管和食管胃交界部腺癌患者[116,252]。

未接受术前治疗的鳞状细胞癌患者

如果手术切缘没有肿瘤残留(R0 切除),则不需要进一步的治疗(无论淋巴结状况如何)。如果手术切缘有显微镜下(R1 切除)或肉眼下(R2 切除)肿瘤残留,需行以氟嘧啶为基础的放化疗治疗。姑息治疗是肉眼残留患者可选的治疗方式。

未接受术前治疗的腺癌患者

对于手术切缘没有肿瘤残留(R0 切除)的原位癌、T1N0 肿瘤患者,不需要进一步的治疗。基于 INT-0116 试验的结果,指南小组也纳入了对所有术后 T3-T4a 肿瘤和淋巴结阳性的 T1-T2 肿瘤患者以氟嘧啶为基础放化疗的建议[252,253]。考虑到缺乏随机临床试验的证据证明 T2N0 肿瘤患者接受术后放化疗后生存获益,如果手术切缘没有肿瘤残留(R0 切除),术后放化疗仅推荐(证据级别 2B)选择性用于伴有高危因素的患者(分化程度差或更高级别肿瘤,LVI,神经受累,年龄小于 50 岁)[318]。淋巴结阴性的 T2~T4a 肿瘤患者也可选择观察随诊。

指南小组确认 INT-0166 试验是推荐胃癌患者行完整切除术后进行放化疗的基础[252,253]。然而,由于担心相关的毒性作用,指南小组并未推荐 INT-0116 试验中药物的剂量或化疗方案。而是推荐在以氟嘧啶为基础的放化疗前后使用氟嘧啶(输注氟尿嘧啶或用卡培他滨)。

不伴有远处转移的镜下(R1 切除)或肉眼(R2 切除)肿瘤残留,需行以氟嘧啶为基础的放化疗治疗。肉眼肿瘤残留的患者可选择行姑息治疗。

NCCN 指南 2017 年第 4 版食管和食管胃交界部癌

已接受术前治疗的鳞状细胞癌患者

如果手术切缘没有肿瘤残留(R0 切除),不需要进一步的治疗(无论淋巴结状况)。对未行术前放化疗的镜下(R1 切除)或肉眼(R2 切除)肿瘤残留的患者,需行以氟嘧啶为基础的放化疗。对镜下肿瘤残留(R1 切除)的患者也可选择观察直至肿瘤进展,肉眼肿瘤残留(R2 切除)的患者也可行姑息治疗。

已接受术前治疗的腺癌患者

如果术前接受了治疗,对于所有手术切缘没有肿瘤残留(R0 切除)的患者均建议行术后化疗(无论淋巴结状况)(证据级别 1)[116]。没有接受术前化疗的患者可选择观察。对未行术前治疗淋巴结阳性的腺癌患者也可选择放化疗(证据级别 2B)。然而这些方法尚未经过前瞻性研究的评价。

对于术后镜下(R1 切除)或肉眼(R2 切除)肿瘤残留的患者,如果术前未接受治疗,建议术后行以氟嘧啶为基础的放化疗。对镜下肿瘤残留(R1 切除)的患者也可选择观察直至肿瘤进展,肉眼肿瘤残留(R2 切除)的患者可选择姑息治疗。

局限性肿瘤患者的非手术治疗方式

内镜下切除(EMR 或 ESD)推荐用于原位癌,T1a 或 T1bN0 的肿瘤患者,可同时行或不行射频消融治疗(用于完全清除残余异常增生或 Barrent 上皮)。如果病变完全切除,可不需行射频消融治疗。对 Tis 病变单纯射频消融是合适的选择。

对于技术上可切除的非手术局部进展期肿瘤患者(T2-T4a,任何区域淋巴结),如果能够耐受化疗或放疗,建议行以氟嘧啶或紫杉醇为基础的根治性放化疗。上述患者也可选择行化疗、或放疗或最佳支持治疗。

对于不能耐受化疗或放化疗治疗的非手术患者,姑息性放疗或最佳支持治疗是合适的选择。

随诊

所有患者都需进行系统性随诊。然而,对于成功接受局部治疗的食管和食管胃交界部肿瘤患者的随诊策略仍然存在争议,因为评价有效随诊策略的前瞻性资料非常有限。

总体而言,对于没有临床症状的患者,随诊间期为治疗后第 1~2 年每 3~6 个月进行一次复查,第 3~5 年每 6~12 个月,再以后每年复查 1 次。随诊内容应该包含完整病史和体格检查,全血细胞计数,血生化检查、上消化道内镜及活检以及影像学检查则根据临床需要进行。此外,部分患者需要对吻合口或放化疗导致的狭窄进行扩张。营养学评价和建议也非常有用。对于已经证实转移的腺癌患者需要进行 *HER2* 检测。

NCCN
National
Comprehensive
Cancer
Network®

NCCN 指南 2017 年第 4 版食管和食管胃交界部癌

NCCN 指南索引
目录
讨论

本版 NCCN 指南中对不同分期患者的随诊建议是基于现有回顾性研究证据[237,319-323]和专家组成员意见提出的。

分期(0-I):原位癌,T1a 和 T1b

早期食管癌的复发方式多种多样[149,324-329]。基于肿瘤的侵犯深度和治疗方式所推荐的随诊各不相同。对所有经过完全治疗的早期食管癌患者目前没有基于循证的指南。指南里的推荐主要基于临床试验和目前实践。

内镜治疗后的原位癌、T1a 和 T1b 肿瘤患者推荐行上消化道内镜检查进行随诊。对于接受食管切除术的 T1b 患者,在症状和影像学结果的提示下可行上消化道内镜检查进行随诊。原位癌和 T1a 肿瘤患者不推荐行常规影像学检查。

参见指南中推荐不同分期的"食管和食管胃交界部癌的监测原则"。

分期(II ~ III):T2-T4,N0-N+,T4b

经过两联治疗后局部复发是常见的。因此,上消化道内镜检查对于此类患者是一项有用的随诊工具。对于接受两联治疗的患者,95% 的复发出现在术后 24 个月内。因此,推荐对接受两联治疗的患者至少随诊 24 个月[322]。对接受三联治疗后的患者不推荐行上消化道内镜检查进行随诊,因为此类患者很少出现局部复发[237,320,321]。

三联治疗后患者复发的风险和几率与手术病理分期相关。在三联治疗的患者中,90% 的复发出现在术后 36 个月内。因此,推荐对接受三联治疗的患者至少随诊 36 个月。

参见指南中推荐不同分期的"食管和食管胃交界部癌的随诊原则"。

转移或复发肿瘤的治疗

对于食管切除术后局部复发的患者,如果前期未接受放化疗,可行以氟嘧啶或紫杉醇为基础的放化疗。其他选择包括最佳支持治疗、手术或化疗。部分经过筛选的吻合口复发患者可再次行手术切除。

当放化疗后而未行食管切除术的患者出现复发时,临床医生应该决定患者是否医学上适合手术以及复发病灶是否可切除。如果上述两项条件都符合,仍可考虑行食管切除术。当患者出现其他类型的术后复发并且评估为不可治愈时,建议给予与局部进展期或转移患者相同的姑息性治疗。姑息性治疗推荐用于医学上不适宜手术的患者,以及出现不可切除肿瘤或转移性复发的患者。

关于局部进展期或转移性食管癌的 III 期试验已多年未实施。与最佳支持治疗相比,二线化疗的生存获益已经被一项小型的胃腺癌队列研究证实,研究对象包含了下段食管或食管胃交界部腺癌[330,331]。

一项随机的Ⅲ期研究显示,与最佳支持治疗相比,二线化疗结合依立替康可显著延长转移或局部进展期的胃癌或食管胃交界部癌患者(n=40)的总体生存期(OS)[330]。由于较差的获益,这项研究被提前终止。依立替康治疗组的中位生存时间为 4 个月,而仅行最佳支持治疗组的中位生存时间为 2.4 个月。一项开放的多中心Ⅲ期随机研究显示,对于组织学确诊的进展期食管、食管胃交界部或胃腺癌经联合铂类和氟嘧啶化疗在 6 个月或以内进展的患者,加用多西他赛可使患者症状控制率改善并且生存获益[331]。在这项研究中,ECOG PS 评分 0~2 分的患者(n=168)被随机分配到了接受多西他赛的治疗组和对照组。中位随访时间为 12 个月,接受多西他赛的治疗组中位总体生存数为 5.2 个月,而对照组为 3.6 个月(P=0.01)。多西他赛与更多的 3~4 级中性粒细胞降低、感染、发热性中性粒减少的发生率有关。然而,疾病特异性以及健康相关的生活质量评分同时也显示多西他赛有利于减少吞咽困难和腹痛。

多西他赛和依立替康可作为肿瘤局部进展期或转移患者的二线治疗。本指南中包含的其他对局部进展期或转移患者的治疗方案是来源于胃腺癌的Ⅲ期试验,其中包含了下段食管和(或)胃食管交界部癌患者。

对于进展期或转移的肿瘤患者建议首选两药联化疗作为一线治疗。三药联合方案适用于功能状态良好并且依从性好,可经常接受药物毒性评价的患者。二线治疗方案的选择要根据先前的治疗以及功能状态。专家组一致认为,并没有 1 类证据支持任何特别的二线或三线方案用于治疗进展期或转移患者。这一领域仍然是研究的热点。

基于 ToGA 试验的结果,指南推荐将曲妥珠单抗(联合环顺铂和氟嘧啶,证据级别 1;联合其他化疗药物,证据级别 2B)增加到治疗 HER2 过表达(FISH 法证实 HER2 扩增的肿瘤,免疫组化评分为 3+ 和 2+)的腺癌患者的一线化疗中。不推荐将曲妥珠单抗用于免疫组化评分为 0 或 1+ 的患者。也不推荐将曲妥珠单抗和蒽环类药物联用。基于新近 FDA 许可,指南纳入了将雷莫芦单抗单独或联合紫杉醇作为进展期或转移的食管及食管胃交界部腺癌的二线治疗的选择(食管胃交界部腺癌,证据级别 1;食管腺癌,证据级别 2A)[304,305]。

最佳支持治疗一直适用于局部进展期、转移或复发的患者。单独最佳支持治疗或最佳支持治疗联合化疗取决于患者的功能状况。常用 KPS 评分[332,333]和 ECOG PS 评分[334]来评价癌症患者功能状况。

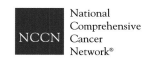
KPS 评分共有 11 级(0~100)评分标准,主要是基于患者的健康情况来评价患者的一般功能和生存(http://www.hospicepatients.org/karnofsky.html)。[332,333] 评分低的患者伴有较差的生存状况和严重的疾病。ECOG PS 评分基于患者症状影响日常活动的轻重分为 5 级(0~4 级)。[334] 评分高的患者一般活动情况较差。(http://www.ecog.org/general/perf_stat.html)。KPS 评分 ≤60 或 ECOG 评分 ≥ 3 的患者只能接受最佳支持治疗。评分好的患者(KPS 评分 ≥ 60 或 ECOG 评分 ≤ 2)可在接受最佳支持治疗的同时进行化疗。两个连续治疗后的进一步治疗取决于患者的功能状况以及是否可入组临床研究。

参见指南中全身治疗原则部分的具体方案列表。指南中的一些化疗方案和剂量来自已经发表的研究和 II 期研究的支持。

亚叶酸钙短缺

美国目前出现亚叶酸钙短缺。在这种情况下,没有特别的数据来指导处理,所有的策略都是源自经验。专家组推荐数个可能的选择帮助减轻亚叶酸钙缺乏带来的难题。其中之一是,使用左旋亚叶酸钙,这在欧洲普遍使用。左旋亚叶酸钙剂量 $200mg/m^2$ 与标准亚叶酸钙剂量 $400mg/m^2$ 等同。另外一种选择是,降低所有患者亚叶酸钙的剂量,因为基于几个来自结直肠癌研究的结果,低剂量与高剂量的有效性几乎相同[335-337]最后,如果上述选择均不可行,治疗上无亚叶酸钙的方案则是合理选择。在部分可以耐受且无 II 度及以上不良反应的患者,应考虑适量的增加氟尿嘧啶的剂量(在 10% 范围内)。

最佳支持治疗

最佳支持治疗的目的是预防和缓解患者的痛苦,改善患者和陪护的生活质量,这对于任何分期的肿瘤都适用。对于不能切除或局部进展期的肿瘤患者,姑息性治疗可缓解症状,还可能明显延长生存时间,改善营养状况和主观感受,以及整体生活质量。

吞咽困难

吞咽困难是食管癌最常见的症状,尤其是那些局部进展期的患者。对于食管癌患者,评价疾病严重程度和吞咽障碍是选择适当初始治疗来长时间缓解吞咽困难症状的基础。目前可选择的减轻吞咽困难的方法包括内镜下管腔再通或改善、永久或暂时性自膨胀金属支架(SEMS)放置、放疗、近距离放疗、化疗或手术。

吞咽困难的长期缓解可以通过内镜下射频消融、内镜或影像辅助下植入自膨胀金属支架或塑料支架实现[338,339]。与放置永久性支架相比,暂时性放置自膨胀金属支架协同放疗有利于提高患者生存率[340]。自膨胀金属支架治疗首选用于治疗气管 - 食管瘘患者以及那些不适宜行放化疗的患者,或经过前期治疗症状未获足够缓解的患者[341]。因为可以降低肿瘤向支架内生长的速度,覆膜金属支架的效果明显优于传统的裸露金属支架,也降低了患者因吞咽困难再次行内镜治疗的几率[339]。

尽管治疗吞咽困难的方法多种多样,但是最佳的治疗方法仍然存在争议。选择治疗吞咽困难的方法个体化。强烈推荐多学科多模式。

如果患者出现完全性食管梗阻,指南推荐行内镜下管腔再通、外部放疗、化疗或手术治疗。如果内镜下管腔再通无法实行或失败,可通过外科或影像学方法放置空肠或胃造瘘管以提供足够的水和营养。如果通过应用合适的放射源布阵可使食管管腔恢复,同时降低黏膜表面的放射剂量,近距离放疗可能会取代放射治疗。与金属支架相比,单剂量近距离放疗的并发症更少,并且能够更长时间的缓解吞咽困难。此种治疗应由具有食管近距离放疗经验的专家实施[342]。

对于有严重食管梗阻的患者(仅能进流质食物),治疗方法包括内镜下管腔扩张(金属或球囊扩张)、内镜或 X 线透视下植入覆膜自膨金属支架,或上述其他方法。然而有资料显示,应用较大直径的覆膜自膨金属支架可能出现局部移位和再梗阻情况,这是与支架相关并发症的高危因素[343]。对恶性狭窄的扩张需保持谨慎,因为这可能会增加穿孔的风险。[344]

疼痛

应当参考成人癌痛的 NCCN 指南对患者承受的肿瘤相关疼痛进行评估和治疗。支架置入后发生剧烈以及无法控制的疼痛时应当即刻移除支架。

出血

食管癌患者的出血可能继发于肿瘤相关的主动脉 - 食管瘘。手术、外部放疗和(或)内镜治疗都适合于肿瘤产生的轻微出血。主要来自肿瘤表面的出血可应用双极电凝或氩气刀处理。

恶心和呕吐

治疗患者的恶心和呕吐应参考 NCCN 关于止吐的指南。恶心和呕吐可能由于食管梗阻引起,因此应实施内镜或影像学检查来评估是否需行管腔扩张治疗。

小结

在世界上的许多地方食管癌通常诊断较晚。因此,大多数的治疗方式为姑息性的。目前在肿瘤的分期和治疗方法上已经取得了一些进步,多学科治疗仍然是治疗食管或食管胃交界部癌的必要手段。

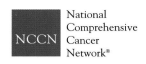
NCCN 指南 2017 年第 4 版食管和食管胃交界部癌

吸烟与酗酒是食管鳞状细胞癌的主要危险因素。Barrent 食管、肥胖以及胃食管反流似乎是食管或食管胃交界部腺癌的主要危险因素。此外，许多遗传性的癌前病变综合征也会增加食管或食管胃交界部癌的发病率。具有这种遗传性癌前病变的个体建议看肿瘤遗传专家。

内镜切除（使用或不使用消融）推荐用于治疗原位癌、T1a 或浅表的 T1b 肿瘤。食管切除术是 T1bN0 肿瘤患者的首选治疗方式。对于可切除的局部进展期肿瘤（T1b，N+，T2 或以上，任何淋巴结状况），首选治疗包括术前放化疗、根治性放化疗、术前化疗（仅用于腺癌）或食管切除术。

患者术后的治疗依据组织学类型，手术切缘以及淋巴结情况而定。手术切缘无肿瘤残留（R0 切除）的鳞状细胞癌患者术后无需进一步治疗（无论淋巴结状况）。对于原位癌，T3-T4 期肿瘤、淋巴结阳性的 T1-T2 期肿瘤以及具有高危因素的 T2N0 的腺癌患者，如果手术切缘无肿瘤残留（R0 切除）并且没有接受术前治疗，专家组建议术后行以氟嘧啶为基础的放化疗治疗。所有 R0 切除的腺癌患者，不论淋巴结是否转移，均建议行围术期化疗（证据级别 1）。

手术切缘肿瘤残留（R1 或 R2 切除）的患者可以进行以氟嘧啶为基础放化疗。不可切除性肿瘤、可切除但拒绝手术或不适合手术但可耐受化疗的患者，建议行以氟嘧啶或紫杉醇为基础的同步放化疗治疗。

应用靶向药物治疗进展期食管和食管胃交界部癌已取得了令人鼓舞的结果。建议将曲妥珠单抗联合化疗作为 HER2 阳性的进展期

或转移腺癌患者的一线治疗。单用雷莫芦单抗或联合紫杉醇可作为进展期或转移腺癌的二线治疗。最佳支持治疗是综合治疗所必须的，尤其是对于局部进展期或转移的肿瘤患者。

食管和食管胃交界部癌的 NCCN 指南提供了以证据和共识为基础的治疗方法。专家组鼓励患者参与精心设计的有关最新治疗策略的临床试验，以期取得更大的进展。

参考文献

1. Brown LM, Devesa SS, Chow W-H. Incidence of Adenocarcinoma of the Esophagus Among White Americans by Sex, Stage, and Age. J. Natl. Cancer Inst. 2008;100:1184-1187. Available at: http://www.ncbi.nlm.nih.gov/pubmed/18695138.

2. Trivers KF, Sabatino SA, Stewart SL. Trends in esophageal cancer incidence by histology, United States, 1998-2003. Int J Cancer 2008;123:1422-1428. Available at: http://www.ncbi.nlm.nih.gov/pubmed/18546259.

3. Bosetti C, Levi F, Ferlay J, et al. Trends in oesophageal cancer incidence and mortality in Europe. Int J Cancer 2008;122:1118-1129. Available at: http://www.ncbi.nlm.nih.gov/pubmed/17990321.

4. Jemal A, Bray F, Center MM, et al. Global cancer statistics. CA Cancer J Clin 2011;61:69-90. Available at: http://www.ncbi.nlm.nih.gov/pubmed/21296855.

5. Siegel RL, Miller KD, Jemal A. Cancer statistics, 2015. CA Cancer J Clin 2015:Epub ahead of print. Available at: http://www.ncbi.nlm.nih.gov/pubmed/25559415.

6. Corley DA, Buffler PA. Oesophageal and gastric cardia adenocarcinomas: analysis of regional variation using the Cancer Incidence in Five Continents database. Int J Epidemiol 2001;30:1415-1425. Available at: http://www.ncbi.nlm.nih.gov/pubmed/11821356.

7. Pickens A, Orringer MB. Geographical distribution and racial disparity in esophageal cancer. Ann Thorac Surg 2003;76:S1367-1369. Available at: http://www.ncbi.nlm.nih.gov/pubmed/14530066.

8. Siewert JR, Katja O. Are squamous and adenocarcinomas of the esophagus the same disease? Seminars in radiation oncology 2007;17:38-44. Available at: http://www.ncbi.nlm.nih.gov/pubmed/17185196.

9. Siewert JR, Stein HJ, Feith M, et al. Histologic tumor type is an independent prognostic parameter in esophageal cancer: lessons from more than 1,000 consecutive resections at a single center in the Western world. Ann Surg 2001;234:360-367. Available at: http://www.ncbi.nlm.nih.gov/pubmed/11524589.

10. Lagergren J, Bergstrom R, Lindgren A, Nyren O. The role of tobacco, snuff and alcohol use in the aetiology of cancer of the oesophagus and gastric cardia. Int J Cancer 2000;85:340-346. Available at: http://www.ncbi.nlm.nih.gov/pubmed/10652424.

11. Engel LS, Chow W-H, Vaughan TL, et al. Population attributable risks of esophageal and gastric cancers. J Natl Cancer Inst 2003;95:1404-1413. Available at: http://www.ncbi.nlm.nih.gov/pubmed/13130116.

12. Freedman ND, Abnet CC, Leitzmann MF, et al. A prospective study of tobacco, alcohol, and the risk of esophageal and gastric cancer subtypes. Am J Epidemiol 2007;165:1424-1433. Available at: http://www.ncbi.nlm.nih.gov/pubmed/17420181.

13. Gammon M, Schoenberg J, Ahsan H, et al. Tobacco, alcohol, and socioeconomic status and adenocarcinomas of the esophagus and gastric cardia. J. Natl. Cancer Inst. 1997;89:1277-1284. Available at: http://www.ncbi.nlm.nih.gov/pubmed/9293918.

14. Cook MB, Kamangar F, Whiteman DC, et al. Cigarette Smoking and Adenocarcinomas of the Esophagus and Esophagogastric Junction: A Pooled Analysis From the International BEACON Consortium. Journal of the National Cancer Institute 2010;102:1344-1353. Available at: http://www.ncbi.nlm.nih.gov/pubmed/20716718.

15. Vaughan TL, Davis S, Kristal A, Thomas DB. Obesity, alcohol, and tobacco as risk factors for cancers of the esophagus and gastric cardia: adenocarcinoma versus squamous cell carcinoma. Cancer Epidemiol Biomarkers Prev 1995;4:85-92. Available at: http://www.ncbi.nlm.nih.gov/pubmed/7742727.

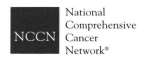

16. Chow WH, Blot WJ, Vaughan TL, et al. Body mass index and risk of adenocarcinomas of the esophagus and gastric cardia. J Natl Cancer Inst 1998;90:150-155. Available at: http://www.ncbi.nlm.nih.gov/pubmed/9450576.

17. Morris Brown L, Swanson CA, Gridley G, et al. Adenocarcinoma of the Esophagus: Role of Obesity and Diet. J. Natl. Cancer Inst. 1995;87:104-109. Available at: http://www.ncbi.nlm.nih.gov/pubmed/7707381.

18. Lagergren J, Bergstrom R, Nyren O. Association between body mass and adenocarcinoma of the esophagus and gastric cardia. Ann Intern Med 1999;130:883-890. Available at: http://www.ncbi.nlm.nih.gov/pubmed/10375336.

19. Chow WH, Finkle WD, McLaughlin JK, et al. The relation of gastroesophageal reflux disease and its treatment to adenocarcinomas of the esophagus and gastric cardia. JAMA 1995;274:474-477. Available at: http://www.ncbi.nlm.nih.gov/pubmed/7629956.

20. Lagergren J, Bergstrom R, Lindgren A, Nyren O. Symptomatic gastroesophageal reflux as a risk factor for esophageal adenocarcinoma. N Engl J Med 1999;340:825-831. Available at: http://www.ncbi.nlm.nih.gov/pubmed/10080844.

21. Cossentino MJ, Wong RK. Barrett's esophagus and risk of esophageal adenocarcinoma. Semin Gastrointest Dis 2003;14:128-135. Available at: http://www.ncbi.nlm.nih.gov/pubmed/14653412.

22. Cameron AJ, Romero Y. Symptomatic gastro-oesophageal reflux as a risk factor for oesophageal adenocarcinoma. Gut 2000;46:754-755. Available at: http://www.ncbi.nlm.nih.gov/pubmed/10807883.

23. Sharma P. Clinical practice. Barrett's esophagus. N Engl J Med 2009;361:2548-2556. Available at: http://www.ncbi.nlm.nih.gov/pubmed/20032324.

24. Gopal DV, Lieberman DA, Magaret N, et al. Risk factors for dysplasia in patients with Barrett's esophagus (BE): results from a multicenter consortium. Dig Dis Sci 2003;48:1537-1541. Available at: http://www.ncbi.nlm.nih.gov/pubmed/12924649.

25. Anandasabapathy S, Jhamb J, Davila M, et al. Clinical and endoscopic factors predict higher pathologic grades of Barrett dysplasia. Cancer 2007;109:668-674. Available at: http://www.ncbi.nlm.nih.gov/pubmed/17211862.

26. Das A, Thomas S, Zablotska LB, et al. Association of esophageal adenocarcinoma with other subsequent primary cancers. J Clin Gastroenterol 2006;40:405-411. Available at: http://www.ncbi.nlm.nih.gov/pubmed/16721221.

27. Ruppert BN, Watkins JM, Shirai K, et al. Cisplatin/Irinotecan versus carboplatin/paclitaxel as definitive chemoradiotherapy for locoregionally advanced esophageal cancer. Am J Clin Oncol 2010;33:346-352. Available at: http://www.ncbi.nlm.nih.gov/pubmed/19841574.

28. Lindor NM, McMaster ML, Lindor CJ, Greene MH. Concise handbook of familial cancer susceptibility syndromes - second edition. J Natl Cancer Inst Monogr 2008:1-93. Available at: http://www.ncbi.nlm.nih.gov/pubmed/18559331.

29. Ellis A, Field JK, Field EA, et al. Tylosis associated with carcinoma of the oesophagus and oral leukoplakia in a large Liverpool family--a review of six generations. Eur J Cancer B Oral Oncol 1994;30B:102-112. Available at: http://www.ncbi.nlm.nih.gov/pubmed/8032299.

30. Stevens HP, Kelsell DP, Bryant SP, et al. Linkage of an American pedigree with palmoplantar keratoderma and malignancy (palmoplantar ectodermal dysplasia type III) to 17q24. Literature survey and proposed updated classification of the keratodermas. Arch Dermatol 1996;132:640-651. Available at: http://www.ncbi.nlm.nih.gov/pubmed/8651714.

31. Risk JM, Field EA, Field JK, et al. Tylosis oesophageal cancer mapped. Nat Genet 1994;8:319-321. Available at: http://www.ncbi.nlm.nih.gov/pubmed/7534553.

32. Kelsell DP, Risk JM, Leigh IM, et al. Close mapping of the focal non-epidermolytic palmoplantar keratoderma (PPK) locus associated with oesophageal cancer (TOC). Hum Mol Genet 1996;5:857-860. Available at: http://www.ncbi.nlm.nih.gov/pubmed/8776604.

33. Risk JM, Evans KE, Jones J, et al. Characterization of a 500 kb region on 17q25 and the exclusion of candidate genes as the familial Tylosis Oesophageal Cancer (TOC) locus. Oncogene 2002;21:6395-6402. Available at: http://www.ncbi.nlm.nih.gov/pubmed/12214281.

34. Langan JE, Cole CG, Huckle EJ, et al. Novel microsatellite markers and single nucleotide polymorphisms refine the tylosis with oesophageal cancer (TOC) minimal region on 17q25 to 42.5 kb: sequencing does not identify the causative gene. Hum Genet 2004;114:534-540. Available at: http://www.ncbi.nlm.nih.gov/pubmed/15007728.

35. Romero Y, Cameron AJ, Locke GR, 3rd, et al. Familial aggregation of gastroesophageal reflux in patients with Barrett's esophagus and esophageal adenocarcinoma. Gastroenterology 1997;113:1449-1456. Available at: http://www.ncbi.nlm.nih.gov/pubmed/9352846.

36. Chak A, Lee T, Kinnard MF, et al. Familial aggregation of Barrett's oesophagus, oesophageal adenocarcinoma, and oesophagogastric junctional adenocarcinoma in Caucasian adults. Gut 2002;51:323-328. Available at: http://www.ncbi.nlm.nih.gov/pubmed/12171951.

37. Verbeek RE, Spittuler LF, Peute A, et al. Familial Clustering of Barrett's Esophagus and Esophageal Adenocarcinoma in a European Cohort. Clin Gastroenterol Hepatol 2014. Available at: http://www.ncbi.nlm.nih.gov/pubmed/24480679.

38. Sun X, Elston R, Barnholtz-Sloan J, et al. A segregation analysis of Barrett's esophagus and associated adenocarcinomas. Cancer Epidemiol Biomarkers Prev 2010;19:666-674. Available at: http://www.ncbi.nlm.nih.gov/pubmed/20200424.

39. Orloff M, Peterson C, He X, et al. Germline mutations in MSR1, ASCC1, and CTHRC1 in patients with Barrett esophagus and esophageal adenocarcinoma. JAMA 2011;306:410-419. Available at: http://www.ncbi.nlm.nih.gov/pubmed/21791690.

40. Ek WE, Levine DM, D'Amato M, et al. Germline genetic contributions to risk for esophageal adenocarcinoma, Barrett's esophagus, and gastroesophageal reflux. J Natl Cancer Inst 2013;105:1711-1718. Available at: http://www.ncbi.nlm.nih.gov/pubmed/24168968.

41. Ellis NA, German J. Molecular genetics of Bloom's syndrome. Hum Mol Genet 1996;5 Spec No:1457-1463. Available at: http://www.ncbi.nlm.nih.gov/pubmed/8875252.

42. German J. Bloom's syndrome. XX. The first 100 cancers. Cancer Genet Cytogenet 1997;93:100-106. Available at: http://www.ncbi.nlm.nih.gov/pubmed/9062585.

43. de Winter JP, Joenje H. The genetic and molecular basis of Fanconi anemia. Mutat Res 2009;668:11-19. Available at: http://www.ncbi.nlm.nih.gov/pubmed/19061902.

44. Rosenberg PS, Alter BP, Ebell W. Cancer risks in Fanconi anemia: findings from the German Fanconi Anemia Registry. Haematologica 2008;93:511-517. Available at: http://www.ncbi.nlm.nih.gov/pubmed/18322251.

45. van Zeeburg HJT, Snijders PJF, Wu T, et al. Clinical and molecular characteristics of squamous cell carcinomas from Fanconi anemia patients. J Natl Cancer Inst 2008;100:1649-1653. Available at: http://www.ncbi.nlm.nih.gov/pubmed/19001603.

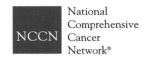

46. Oostra AB, Nieuwint AW, Joenje H, de Winter JP. Diagnosis of fanconi anemia: chromosomal breakage analysis. Anemia 2012;2012:238731. Available at: http://www.ncbi.nlm.nih.gov/pubmed/22693659.

47. Edge SB, Byrd DR, Compton CC, et al. AJCC Cancer Staging Manual (ed 7). New York, NY: Springer; 2010.

48. Rice TW, Rusch VW, Apperson-Hansen C, et al. Worldwide esophageal cancer collaboration. Dis Esophagus 2009;22:1-8. Available at: http://www.ncbi.nlm.nih.gov/pubmed/19196264.

49. Kim TJ, Kim HY, Lee KW, Kim MS. Multimodality Assessment of Esophageal Cancer: Preoperative Staging and Monitoring of Response to Therapy. Radiographics 2009;29:403-421. Available at: http://www.ncbi.nlm.nih.gov/pubmed/19325056.

50. Siewert JR. Carcinoma of the cardia: carcinoma of the gastroesophageal junction classification, pathology, and extent of resection. Dis Esophagus 1996;9:173-182. Available at:

51. Siewert JR, Feith M, Werner M, Stein HJ. Adenocarcinoma of the esophagogastric junction: results of surgical therapy based on anatomical/topographic classification in 1,002 consecutive patients. Ann Surg 2000;232:353-361. Available at: http://www.ncbi.nlm.nih.gov/pubmed/10973385.

52. Prasad GA, Bansal A, Sharma P, Wang KK. Predictors of progression in Barrett's esophagus: current knowledge and future directions. Am J Gastroenterol 2010;105:1490-1502. Available at: http://www.ncbi.nlm.nih.gov/pubmed/20104216.

53. Sharma P, Dent J, Armstrong D, et al. The development and validation of an endoscopic grading system for Barrett's esophagus: the Prague C & M criteria. Gastroenterology 2006;131:1392-1399. Available at: http://www.ncbi.nlm.nih.gov/pubmed/17101315.

54. Chennat J, Waxman I. Endoscopic treatment of Barrett's esophagus: From metaplasia to intramucosal carcinoma. World J Gastroenterol 2010;16:3780-3785. Available at: http://www.ncbi.nlm.nih.gov/pubmed/20698040.

55. Nealis TB, Washington K, Keswani RN. Endoscopic therapy of esophageal premalignancy and early malignancy. J Natl Compr Canc Netw 2011;9:890-899. Available at: http://www.ncbi.nlm.nih.gov/pubmed/21900219.

56. Fitzgerald RC, di Pietro M, Ragunath K, et al. British Society of Gastroenterology guidelines on the diagnosis and management of Barrett's oesophagus. Gut 2014;63:7-42. Available at: http://www.ncbi.nlm.nih.gov/pubmed/24165758.

57. Komanduri S, Swanson G, Keefer L, Jakate S. Use of a new jumbo forceps improves tissue acquisition of Barrett's esophagus surveillance biopsies. Gastrointest Endosc 2009;70:1072-1078 e1071. Available at: http://www.ncbi.nlm.nih.gov/pubmed/19595312.

58. Bhat S, Coleman HG, Yousef F, et al. Risk of malignant progression in Barrett's esophagus patients: results from a large population-based study. J Natl Cancer Inst 2011;103:1049-1057. Available at: http://www.ncbi.nlm.nih.gov/pubmed/21680910.

59. Hvid-Jensen F, Pedersen L, Drewes AM, et al. Incidence of adenocarcinoma among patients with Barrett's esophagus. N Engl J Med 2011;365:1375-1383. Available at: http://www.ncbi.nlm.nih.gov/pubmed/21995385.

60. Wang KK, Sampliner RE. Updated guidelines 2008 for the diagnosis, surveillance and therapy of Barrett's esophagus. Am J Gastroenterol 2008;103:788-797. Available at: http://www.ncbi.nlm.nih.gov/pubmed/18341497.

61. Shaheen NJ, Sharma P, Overholt BF, et al. Radiofrequency ablation in Barrett's esophagus with dysplasia. N Engl J Med

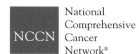

2009;360:2277-2288. Available at:
http://www.ncbi.nlm.nih.gov/pubmed/19474425.

62. Phoa KN, van Vilsteren FG, Weusten BL, et al. Radiofrequency ablation vs endoscopic surveillance for patients with Barrett esophagus and low-grade dysplasia: a randomized clinical trial. JAMA 2014;311:1209-1217. Available at:
http://www.ncbi.nlm.nih.gov/pubmed/24668102.

63. Hechtman JF, Polydorides AD. HER2/neu gene amplification and protein overexpression in gastric and gastroesophageal junction adenocarcinoma: a review of histopathology, diagnostic testing, and clinical implications. Arch Pathol Lab Med 2012;136:691-697. Available at: http://www.ncbi.nlm.nih.gov/pubmed/22646280.

64. Dreilich M, Wanders A, Brattstrom D, et al. HER-2 overexpression (3+) in patients with squamous cell esophageal carcinoma correlates with poorer survival. Dis Esophagus 2006;19:224-231. Available at: http://www.ncbi.nlm.nih.gov/pubmed/16866851.

65. Reichelt U, Duesedau P, Tsourlakis MC, et al. Frequent homogeneous HER-2 amplification in primary and metastatic adenocarcinoma of the esophagus. Mod Pathol 2007;20:120-129. Available at: http://www.ncbi.nlm.nih.gov/pubmed/17143264.

66. Schoppmann SF, Jesch B, Friedrich J, et al. Expression of Her-2 in carcinomas of the esophagus. Am J Surg Pathol 2010;34:1868-1873. Available at: http://www.ncbi.nlm.nih.gov/pubmed/21107094.

67. Moelans CB, van Diest PJ, Milne ANA, Offerhaus GJA. Her-2/neu testing and therapy in gastroesophageal adenocarcinoma. Patholog Res Int 2011;2011:674182-674182. Available at:
http://www.ncbi.nlm.nih.gov/pubmed/21188213.

68. Gravalos C, Jimeno A. HER2 in gastric cancer: a new prognostic factor and a novel therapeutic target. Ann Oncol 2008;19:1523-1529. Available at: http://www.ncbi.nlm.nih.gov/pubmed/18441328.

69. Tanner M, Hollmen M, Junttila TT, et al. Amplification of HER-2 in gastric carcinoma: association with Topoisomerase IIalpha gene amplification, intestinal type, poor prognosis and sensitivity to trastuzumab. Ann Oncol 2005;16:273-278. Available at: http://www.ncbi.nlm.nih.gov/pubmed/15668283.

70. Bang Y, Chung H, Xu J, et al. Pathological features of advanced gastric cancer (GC): Relationship to human epidermal growth factor receptor 2 (HER2) positivity in the global screening programme of the ToGA trial [abstract]. J Clin Oncol 2009;27 (Suppl 15):Abstract 4556. Available at:
http://meeting.ascopubs.org/cgi/content/abstract/27/15S/4556.

71. Hofmann M, Stoss O, Shi D, et al. Assessment of a HER2 scoring system for gastric cancer: results from a validation study. Histopathology 2008;52:797-805. Available at: http://www.ncbi.nlm.nih.gov/pubmed/18422971.

72. Ruschoff J, Dietel M, Baretton G, et al. HER2 diagnostics in gastric cancer-guideline validation and development of standardized immunohistochemical testing. Virchows Arch 2010;457:299-307. Available at: http://www.ncbi.nlm.nih.gov/pubmed/20665045.

73. Bang YJ, Van Cutsem E, Feyereislova A, et al. Trastuzumab in combination with chemotherapy versus chemotherapy alone for treatment of HER2-positive advanced gastric or gastro-oesophageal junction cancer (ToGA): a phase 3, open-label, randomised controlled trial. Lancet 2010;376:687-697. Available at:
http://www.ncbi.nlm.nih.gov/pubmed/20728210.

74. Barros-Silva JD, Leitao D, Afonso L, et al. Association of ERBB2 gene status with histopathological parameters and disease-specific survival in gastric carcinoma patients. Br J Cancer 2009;100:487-493. Available at: http://www.ncbi.nlm.nih.gov/pubmed/19156142.

75. Ancona E, Ruol A, Santi S, et al. Only pathologic complete response to neoadjuvant chemotherapy improves significantly the long term survival of patients with resectable esophageal squamous cell

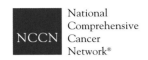

carcinoma: final report of a randomized, controlled trial of preoperative chemotherapy versus surgery alone. Cancer 2001;91:2165-2174. Available at: http://www.ncbi.nlm.nih.gov/pubmed/11391598.

76. Rohatgi PR, Swisher SG, Correa AM, et al. Failure patterns correlate with the proportion of residual carcinoma after preoperative chemoradiotherapy for carcinoma of the esophagus. Cancer 2005;104:1349-1355. Available at: http://www.ncbi.nlm.nih.gov/pubmed/16130133.

77. Schneider PM, Baldus SE, Metzger R, et al. Histomorphologic tumor regression and lymph node metastases determine prognosis following neoadjuvant radiochemotherapy for esophageal cancer: implications for response classification. Ann Surg 2005;242:684-692. Available at: http://www.ncbi.nlm.nih.gov/pubmed/16244542.

78. Brucher BL, Becker K, Lordick F, et al. The clinical impact of histopathologic response assessment by residual tumor cell quantification in esophageal squamous cell carcinomas. Cancer 2006;106:2119-2127. Available at: http://www.ncbi.nlm.nih.gov/pubmed/16607651.

79. Langer R, Ott K, Feith M, et al. Prognostic significance of histopathological tumor regression after neoadjuvant chemotherapy in esophageal adenocarcinomas. Mod Pathol 2009;22:1555-1563. Available at: http://www.ncbi.nlm.nih.gov/pubmed/19801967.

80. Meredith KL, Weber JM, Turaga KK, et al. Pathologic response after neoadjuvant therapy is the major determinant of survival in patients with esophageal cancer. Ann Surg Oncol 2010;17:1159-1167. Available at: http://www.ncbi.nlm.nih.gov/pubmed/20140529.

81. Lorenzen S, Thuss-Patience P, Al-Batran SE, et al. Impact of pathologic complete response on disease-free survival in patients with esophagogastric adenocarcinoma receiving preoperative docetaxel-based chemotherapy. Ann Oncol 2013;24:2068-2073. Available at: http://www.ncbi.nlm.nih.gov/pubmed/23592699.

82. Chirieac LR, Swisher SG, Ajani JA, et al. Posttherapy pathologic stage predicts survival in patients with esophageal carcinoma receiving preoperative chemoradiation. Cancer 2005;103:1347-1355. Available at: http://www.ncbi.nlm.nih.gov/pubmed/15719440.

83. Mandard AM, Dalibard F, Mandard JC, et al. Pathologic assessment of tumor regression after preoperative chemoradiotherapy of esophageal carcinoma. Clinicopathologic correlations. Cancer 1994;73:2680-2686. Available at: http://www.ncbi.nlm.nih.gov/pubmed/8194005.

84. Wu TT, Chirieac LR, Abraham SC, et al. Excellent interobserver agreement on grading the extent of residual carcinoma after preoperative chemoradiation in esophageal and esophagogastric junction carcinoma: a reliable predictor for patient outcome. Am J Surg Pathol 2007;31:58-64. Available at: http://www.ncbi.nlm.nih.gov/pubmed/17197919.

85. Swisher SG, Erasmus J, Maish M, et al. 2-Fluoro-2-deoxy-D-glucose positron emission tomography imaging is predictive of pathologic response and survival after preoperative chemoradiation in patients with esophageal carcinoma. Cancer 2004;101:1776-1785. Available at: http://www.ncbi.nlm.nih.gov/pubmed/15386332.

86. Westerterp M, Omloo JMT, Sloof GW, et al. Monitoring of response to pre-operative chemoradiation in combination with hyperthermia in oesophageal cancer by FDG-PET. Int J Hyperthermia 2006;22:149-160. Available at: http://www.ncbi.nlm.nih.gov/pubmed/16754598.

87. Bruzzi JF, Swisher SG, Truong MT, et al. Detection of interval distant metastases: clinical utility of integrated CT-PET imaging in patients with esophageal carcinoma after neoadjuvant therapy. Cancer 2007;109:125-134. Available at: http://www.ncbi.nlm.nih.gov/pubmed/17146785.

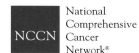

88. Konski AA, Cheng JD, Goldberg M, et al. Correlation of molecular response as measured by 18-FDG positron emission tomography with outcome after chemoradiotherapy in patients with esophageal carcinoma. Int J Radiat Oncol Biol Phys 2007;69:358-363. Available at: http://www.ncbi.nlm.nih.gov/pubmed/17532577.

89. Higuchi I, Yasuda T, Yano M, et al. Lack of fludeoxyglucose F 18 uptake in posttreatment positron emission tomography as a significant predictor of survival after subsequent surgery in multimodality treatment for patients with locally advanced esophageal squamous cell carcinoma. J Thorac Cardiovasc Surg 2008;136:205-212, 212 e201-203. Available at: http://www.ncbi.nlm.nih.gov/pubmed/18603077.

90. McLoughlin JM, Melis M, Siegel EM, et al. Are patients with esophageal cancer who become PET negative after neoadjuvant chemoradiation free of cancer? J Am Coll Surg 2008;206:879-886. Available at: http://www.ncbi.nlm.nih.gov/pubmed/18471715.

91. Cerfolio RJ, Bryant AS, Talati AA, et al. Change in maximum standardized uptake value on repeat positron emission tomography after chemoradiotherapy in patients with esophageal cancer identifies complete responders. J Thorac Cardiovasc Surg 2009;137:605-609. Available at: http://www.ncbi.nlm.nih.gov/pubmed/19258075.

92. Smith JW, Moreira J, Abood G, et al. The influence of (18)flourodeoxyglucose positron emission tomography on the management of gastroesophageal junction carcinoma. Am J Surg 2009;197:308-312. Available at: http://www.ncbi.nlm.nih.gov/pubmed/19245906.

93. Schmidt M, Bollschweiler E, Dietlein M, et al. Mean and maximum standardized uptake values in [18F]FDG-PET for assessment of histopathological response in oesophageal squamous cell carcinoma or adenocarcinoma after radiochemotherapy. Eur J Nucl Med Mol Imaging 2009;36:735-744. Available at: http://www.ncbi.nlm.nih.gov/pubmed/19096843.

94. Vallbohmer D, Holscher AH, Dietlein M, et al. [18F]-Fluorodeoxyglucose-positron emission tomography for the assessment of histopathologic response and prognosis after completion of neoadjuvant chemoradiation in esophageal cancer. Ann Surg 2009;250:888-894. Available at: http://www.ncbi.nlm.nih.gov/pubmed/19953708.

95. Monjazeb AM, Riedlinger G, Aklilu M, et al. Outcomes of patients with esophageal cancer staged with [(1)F]fluorodeoxyglucose positron emission tomography (FDG-PET): can postchemoradiotherapy FDG-PET predict the utility of resection? J Clin Oncol 2010;28:4714-4721. Available at: http://www.ncbi.nlm.nih.gov/pubmed/20876421.

96. Brucher BL, Weber W, Bauer M, et al. Neoadjuvant therapy of esophageal squamous cell carcinoma: response evaluation by positron emission tomography. Ann Surg 2001;233:300-309. Available at: http://www.ncbi.nlm.nih.gov/pubmed/11224616.

97. Flamen P, Van Cutsem E, Lerut A, et al. Positron emission tomography for assessment of the response to induction radiochemotherapy in locally advanced oesophageal cancer. Ann Oncol 2002;13:361-368. Available at: http://www.ncbi.nlm.nih.gov/pubmed/11996465.

98. Downey RJ, Akhurst T, Ilson D, et al. Whole body 18FDG-PET and the response of esophageal cancer to induction therapy: results of a prospective trial. J Clin Oncol 2003;21:428-432. Available at: http://www.ncbi.nlm.nih.gov/pubmed/12560430.

99. Kroep JR, Van Groeningen CJ, Cuesta MA, et al. Positron emission tomography using 2-deoxy-2-[18F]-fluoro-D-glucose for response monitoring in locally advanced gastroesophageal cancer; a comparison of different analytical methods. Mol Imaging Biol 2003;5:337-346. Available at: http://www.ncbi.nlm.nih.gov/pubmed/14630513.

100. Wieder HA, Brucher BLDM, Zimmermann F, et al. Time course of tumor metabolic activity during chemoradiotherapy of esophageal

NCCN 指南 2017 年第 4 版食管和食管胃交界部癌

squamous cell carcinoma and response to treatment. J Clin Oncol 2004;22:900-908. Available at: http://www.ncbi.nlm.nih.gov/pubmed/14990646.

101. Song SY, Kim JH, Ryu JS, et al. FDG-PET in the prediction of pathologic response after neoadjuvant chemoradiotherapy in locally advanced, resectable esophageal cancer. Int J Radiat Oncol Biol Phys 2005;63:1053-1059. Available at: http://www.ncbi.nlm.nih.gov/pubmed/15964705.

102. Duong CP, Hicks RJ, Weih L, et al. FDG-PET status following chemoradiotherapy provides high management impact and powerful prognostic stratification in oesophageal cancer. Eur J Nucl Med Mol Imaging 2006;33:770-778. Available at: http://www.ncbi.nlm.nih.gov/pubmed/16550384.

103. Gillham CM, Lucey JA, Keogan M, et al. (18)FDG uptake during induction chemoradiation for oesophageal cancer fails to predict histomorphological tumour response. Br J Cancer 2006;95:1174-1179. Available at: http://www.ncbi.nlm.nih.gov/pubmed/17024121.

104. Levine EA, Farmer MR, Clark P, et al. Predictive value of 18-fluoro-deoxy-glucose-positron emission tomography (18F-FDG-PET) in the identification of responders to chemoradiation therapy for the treatment of locally advanced esophageal cancer. Ann Surg 2006;243:472-478. Available at: http://www.ncbi.nlm.nih.gov/pubmed/16552197.

105. Kim MK, Ryu J-S, Kim S-B, et al. Value of complete metabolic response by (18)F-fluorodeoxyglucose-positron emission tomography in oesophageal cancer for prediction of pathologic response and survival after preoperative chemoradiotherapy. Eur J Cancer 2007;43:1385-1391. Available at: http://www.ncbi.nlm.nih.gov/pubmed/17512192.

106. Lordick F, Ott K, Krause BJ, et al. PET to assess early metabolic response and to guide treatment of adenocarcinoma of the oesophagogastric junction: the MUNICON phase II trial. Lancet Oncol

2007;8:797-805. Available at: http://www.ncbi.nlm.nih.gov/pubmed/17693134.

107. Smithers BM, Couper GC, Thomas JM, et al. Positron emission tomography and pathological evidence of response to neoadjuvant therapy in adenocarcinoma of the esophagus. Dis Esophagus 2008;21:151-158. Available at: http://www.ncbi.nlm.nih.gov/pubmed/18269651.

108. Klaeser B, Nitzsche E, Schuller JC, et al. Limited predictive value of FDG-PET for response assessment in the preoperative treatment of esophageal cancer: results of a prospective multi-center trial (SAKK 75/02). Onkologie 2009;32:724-730. Available at: http://www.ncbi.nlm.nih.gov/pubmed/20016233.

109. Malik V, Lucey JA, Duffy GJ, et al. Early repeated 18F-FDG PET scans during neoadjuvant chemoradiation fail to predict histopathologic response or survival benefit in adenocarcinoma of the esophagus. J Nucl Med 2010;51:1863-1869. Available at: http://www.ncbi.nlm.nih.gov/pubmed/21078796.

110. van Heijl M, Omloo JM, van Berge Henegouwen MI, et al. Fluorodeoxyglucose positron emission tomography for evaluating early response during neoadjuvant chemoradiotherapy in patients with potentially curable esophageal cancer. Ann Surg 2011;253:56-63. Available at: http://www.ncbi.nlm.nih.gov/pubmed/21233607.

111. Piessen G, Petyt G, Duhamel A, et al. Ineffectiveness of (1)(8)F-fluorodeoxyglucose positron emission tomography in the evaluation of tumor response after completion of neoadjuvant chemoradiation in esophageal cancer. Ann Surg 2013;258:66-76. Available at: http://www.ncbi.nlm.nih.gov/pubmed/23470576.

112. Erasmus JJ, Munden RF, Truong MT, et al. Preoperative chemo-radiation-induced ulceration in patients with esophageal cancer: a confounding factor in tumor response assessment in integrated computed tomographic-positron emission tomographic imaging. J

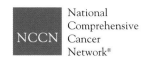

Thorac Oncol 2006;1:478-486. Available at:
http://www.ncbi.nlm.nih.gov/pubmed/17409902.

113. Piessen G, Messager M, Mirabel X, et al. Is there a role for surgery for patients with a complete clinical response after chemoradiation for esophageal cancer? An intention-to-treat case-control study. Ann Surg 2013;258:793-799; discussion 799-800. Available at: http://www.ncbi.nlm.nih.gov/pubmed/24096755.

114. Murphy CC, Correa AM, Ajani JA, et al. Surgery is an essential component of multimodality therapy for patients with locally advanced esophageal adenocarcinoma. J Gastrointest Surg 2013;17:1359-1369. Available at: http://www.ncbi.nlm.nih.gov/pubmed/23715646.

115. van Hagen P, Hulshof MC, van Lanschot JJ, et al. Preoperative chemoradiotherapy for esophageal or junctional cancer. N Engl J Med 2012;366:2074-2084. Available at: http://www.ncbi.nlm.nih.gov/pubmed/22646630.

116. Cunningham D, Allum WH, Stenning SP, et al. Perioperative chemotherapy versus surgery alone for resectable gastroesophageal cancer. N Engl J Med 2006;355:11-20. Available at: http://www.ncbi.nlm.nih.gov/pubmed/16822992.

117. Aloia TA, Harpole DH, Reed CE, et al. Tumor marker expression is predictive of survival in patients with esophageal cancer. Ann Thorac Surg 2001;72:859-866. Available at: http://www.ncbi.nlm.nih.gov/pubmed/11565671.

118. Luthra R, Wu TT, Luthra MG, et al. Gene expression profiling of localized esophageal carcinomas: association with pathologic response to preoperative chemoradiation. J Clin Oncol 2006;24:259-267. Available at: http://www.ncbi.nlm.nih.gov/pubmed/16344314.

119. McManus DT, Olaru A, Meltzer SJ. Biomarkers of esophageal adenocarcinoma and Barrett's esophagus. Cancer Res 2004;64:1561-1569. Available at: http://www.ncbi.nlm.nih.gov/pubmed/14996709.

120. Ng T, Vezeridis MP. Advances in the surgical treatment of esophageal cancer. Journal of Surgical Oncology 2010;101:725-729. Available at: http://www.ncbi.nlm.nih.gov/pubmed/20512949

121. Visbal AL, Allen MS, Miller DL, et al. Ivor Lewis esophagogastrectomy for esophageal cancer. Ann Thorac Surg 2001;71:1803-1808. Available at: http://www.ncbi.nlm.nih.gov/pubmed/11426751.

122. McKeown KC. Total three-stage oesophagectomy for cancer of the oesophagus. Br J Surg 1976;63:259-262. Available at: http://www.ncbi.nlm.nih.gov/pubmed/1276657.

123. Orringer MB, Marshall B, Chang AC, et al. Two thousand transhiatal esophagectomies: changing trends, lessons learned. Ann Surg 2007;246:363-372. Available at: http://www.ncbi.nlm.nih.gov/pubmed/17717440.

124. Hulscher JBF, van Sandick JW, de Boer AGEM, et al. Extended transthoracic resection compared with limited transhiatal resection for adenocarcinoma of the esophagus. N Engl J Med 2002;347:1662-1669. Available at: http://www.ncbi.nlm.nih.gov/pubmed/12444180.

125. Chang AC, Ji H, Birkmeyer NJ, et al. Outcomes after transhiatal and transthoracic esophagectomy for cancer. Ann Thorac Surg 2008;85:424-429. Available at: http://www.ncbi.nlm.nih.gov/pubmed/18222237.

126. Forshaw MJ, Gossage JA, Ockrim J, et al. Left thoracoabdominal esophagogastrectomy: still a valid operation for carcinoma of the distal esophagus and esophagogastric junction. Diseases of the Esophagus 2006;19:340-345. Available at: http://www.ncbi.nlm.nih.gov/pubmed/16984529

127. Luketich JD, Alvelo-Rivera M, Buenaventura PO, et al. Minimally invasive esophagectomy: outcomes in 222 patients. Ann Surg 2003;238:486-494; discussion 494-485. Available at: http://www.ncbi.nlm.nih.gov/pubmed/14530720.

128. Zingg U, McQuinn A, DiValentino D, et al. Minimally invasive versus open esophagectomy for patients with esophageal cancer. Ann Thorac Surg 2009;87:911-919. Available at: http://www.ncbi.nlm.nih.gov/pubmed/19231418.

129. Perry Y, Fernando HC, Buenaventura PO, et al. Minimally invasive esophagectomy in the elderly. JSLS 2002;6:299-304. Available at: http://www.ncbi.nlm.nih.gov/pubmed/12500826.

130. Decker G, Coosemans W, De Leyn P, et al. Minimally invasive esophagectomy for cancer. Eur J Cardiothorac Surg 2009;35:13-20. Available at: http://www.ncbi.nlm.nih.gov/pubmed/18952454.

131. Levy RM, Wizorek J, Shende M, Luketich JD. Laparoscopic and thoracoscopic esophagectomy. Adv Surg 2010;44:101-116. Available at: http://www.ncbi.nlm.nih.gov/pubmed/20919517.

132. Walther B, Johansson J, Johnsson F, et al. Cervical or thoracic anastomosis after esophageal resection and gastric tube reconstruction: a prospective randomized trial comparing sutured neck anastomosis with stapled intrathoracic anastomosis. Ann Surg 2003;238:803-812. Available at: http://www.ncbi.nlm.nih.gov/pubmed/14631217.

133. Urschel JD, Blewett CJ, Bennett WF, et al. Handsewn or stapled esophagogastric anastomoses after esophagectomy for cancer: meta-analysis of randomized controlled trials. Dis Esophagus 2001;14:212-217. Available at: http://www.ncbi.nlm.nih.gov/pubmed/11869322.

134. Klink CD, Binnebosel M, Schneider M, et al. Operative outcome of colon interposition in the treatment of esophageal cancer: a 20-year experience. Surgery 2010;147:491-496. Available at: http://www.ncbi.nlm.nih.gov/pubmed/20004440.

135. Steyerberg EW, Neville BA, Koppert LB, et al. Surgical mortality in patients with esophageal cancer: development and validation of a simple risk score. J Clin Oncol 2006;24:4277-4284. Available at: http://www.ncbi.nlm.nih.gov/pubmed/16963730.

136. Krasna MJ, Reed CE, Jaklitsch MT, et al. Thoracoscopic staging of esophageal cancer: a prospective, multiinstitutional trial. Cancer and Leukemia Group B Thoracic Surgeons. Ann Thorac Surg 1995;60:1337-1340. Available at: http://www.ncbi.nlm.nih.gov/pubmed/8526623.

137. Birkmeyer JD, Siewers AE, Finlayson EVA, et al. Hospital volume and surgical mortality in the United States. N Engl J Med 2002;346:1128-1137. Available at: http://www.ncbi.nlm.nih.gov/pubmed/11948273.

138. Swisher SG, Wynn P, Putnam JB, et al. Salvage esophagectomy for recurrent tumors after definitive chemotherapy and radiotherapy. J Thorac Cardiovasc Surg 2002;123:175-183. Available at: http://www.ncbi.nlm.nih.gov/pubmed/11782772.

139. Rusch VW. Are cancers of the esophagus, gastroesophageal junction, and cardia one disease, two, or several? Semin Oncol 2004;31:444-449. Available at: http://www.ncbi.nlm.nih.gov/pubmed/15297937.

140. Siewert JR, Stein HJ, Feith M. Adenocarcinoma of the esophagogastric junction. Scand J Surg 2006;95:260-269. Available at: http://www.ncbi.nlm.nih.gov/pubmed/17249275.

141. de Graaf GW, Ayantunde AA, Parsons SL, et al. The role of staging laparoscopy in oesophagogastric cancers. Eur J Surg Oncol 2007;33:988-992. Available at: http://www.ncbi.nlm.nih.gov/pubmed/17344017.

142. Nath J, Moorthy K, Taniere P, et al. Peritoneal lavage cytology in patients with oesophagogastric adenocarcinoma. Br J Surg 2008;95:721-726. Available at: http://www.ncbi.nlm.nih.gov/pubmed/18412292.

143. Groth SS, Virnig BA, Whitson BA, et al. Determination of the minimum number of lymph nodes to examine to maximize survival in patients with esophageal carcinoma: data from the Surveillance Epidemiology and End Results database. J Thorac Cardiovasc Surg 2010;139:612-620. Available at: http://www.ncbi.nlm.nih.gov/pubmed/19709685.

144. Peyre CG, Hagen JA, DeMeester SR, et al. Predicting systemic disease in patients with esophageal cancer after esophagectomy: a multinational study on the significance of the number of involved lymph nodes. Ann Surg 2008;248:979-985. Available at: http://www.ncbi.nlm.nih.gov/pubmed/19092342.

145. Rizk NP, Ishwaran H, Rice TW, et al. Optimum lymphadenectomy for esophageal cancer. Annals of Surgery 2010;251:46-50 Available at: http://www.ncbi.nlm.nih.gov/pubmed/20032718.

146. Bergman JJGHM, Zhang Y-M, He S, et al. Outcomes from a prospective trial of endoscopic radiofrequency ablation of early squamous cell neoplasia of the esophagus. Gastrointest Endosc 2011;74:1181-1190. Available at: http://www.ncbi.nlm.nih.gov/pubmed/21839994.

147. Shaheen NJ, Overholt BF, Sampliner RE, et al. Durability of radiofrequency ablation in Barrett's esophagus with dysplasia. Gastroenterology 2011;141:460-468. Available at: http://www.ncbi.nlm.nih.gov/pubmed/21679712.

148. Berry MF, Zeyer-Brunner J, Castleberry AW, et al. Treatment modalities for T1N0 esophageal cancers: a comparative analysis of local therapy versus surgical resection. J Thorac Oncol 2013;8:796-802. Available at: http://www.ncbi.nlm.nih.gov/pubmed/24614244.

149. Pech O, May A, Manner H, et al. Long-term efficacy and safety of endoscopic resection for patients with mucosal adenocarcinoma of the esophagus. Gastroenterology 2014;146:652-660 Available at: http://www.ncbi.nlm.nih.gov/pubmed/24269290.

150. Ell C, May A, Gossner L, et al. Endoscopic mucosal resection of early cancer and high-grade dysplasia in Barrett's esophagus. Gastroenterology 2000;118:670-677. Available at: http://www.ncbi.nlm.nih.gov/pubmed/10734018.

151. Fujita H, Sueyoshi S, Yamana H, et al. Optimum treatment strategy for superficial esophageal cancer: endoscopic mucosal resection versus radical esophagectomy. World J Surg 2001;25:424-431. Available at: http://www.ncbi.nlm.nih.gov/pubmed/11344392.

152. Soetikno R, Kaltenbach T, Yeh R, Gotoda T. Endoscopic mucosal resection for early cancers of the upper gastrointestinal tract. J Clin Oncol 2005;23:4490-4498. Available at: http://www.ncbi.nlm.nih.gov/pubmed/16002839.

153. Conio M, Repici A, Cestari R, et al. Endoscopic mucosal resection for high-grade dysplasia and intramucosal carcinoma in Barrett's esophagus: an Italian experience. World J Gastroenterol 2005;11:6650-6655. Available at: http://www.ncbi.nlm.nih.gov/pubmed/16425359.

154. Seewald S, Akaraviputh T, Seitz U, et al. Circumferential EMR and complete removal of Barrett's epithelium: a new approach to management of Barrett's esophagus containing high-grade intraepithelial neoplasia and intramucosal carcinoma. Gastrointest Endosc 2003;57:854-859. Available at: http://www.ncbi.nlm.nih.gov/pubmed/12776032.

155. Larghi A, Lightdale CJ, Ross AS, et al. Long-term follow-up of complete Barrett's eradication endoscopic mucosal resection (CBE-EMR) for the treatment of high grade dysplasia and intramucosal carcinoma. Endoscopy 2007;39:1086-1091. Available at: http://www.ncbi.nlm.nih.gov/pubmed/17701854.

156. Lopes CV, Hela M, Pesenti C, et al. Circumferential endoscopic resection of Barrett's esophagus with high-grade dysplasia or early

adenocarcinoma. Surg Endosc 2007;21:820-824. Available at: http://www.ncbi.nlm.nih.gov/pubmed/17294308.

157. Ganz RA, Overholt BF, Sharma VK, et al. Circumferential ablation of Barrett's esophagus that contains high-grade dysplasia: a U.S. Multicenter Registry. Gastrointest Endosc 2008;68:35-40. Available at: http://www.ncbi.nlm.nih.gov/pubmed/18355819.

158. Chennat J, Konda VJ, Ross AS, et al. Complete Barrett's eradication endoscopic mucosal resection: an effective treatment modality for high-grade dysplasia and intramucosal carcinoma--an American single-center experience. Am J Gastroenterol 2009;104:2684-2692. Available at: http://www.ncbi.nlm.nih.gov/pubmed/19690526.

159. Repici A, Hassan C, Carlino A, et al. Endoscopic submucosal dissection in patients with early esophageal squamous cell carcinoma: results from a prospective Western series. Gastrointest Endosc 2010;71:715-721. Available at: http://www.ncbi.nlm.nih.gov/pubmed/20363414.

160. Ono S, Fujishiro M, Koike K. Endoscopic submucosal dissection for superficial esophageal neoplasms. World J Gastrointest Endosc 2012;4:162-166. Available at: http://www.ncbi.nlm.nih.gov/pubmed/22624067.

161. Higuchi K, Tanabe S, Azuma M, et al. A phase II study of endoscopic submucosal dissection for superficial esophageal neoplasms (KDOG 0901). Gastrointest Endosc 2013;78:704-710. Available at: http://www.ncbi.nlm.nih.gov/pubmed/23680178.

162. Omae M, Fujisaki J, Horiuchi Y, et al. Safety, efficacy, and long-term outcomes for endoscopic submucosal dissection of early esophagogastric junction cancer. Gastric Cancer 2013;16:147-154. Available at: http://www.ncbi.nlm.nih.gov/pubmed/22692465.

163. Takahashi H, Arimura Y, Masao H, et al. Endoscopic submucosal dissection is superior to conventional endoscopic resection as a curative treatment for early squamous cell carcinoma of the esophagus (with video). Gastrointest Endosc 2010;72:255-264. Available at: http://www.ncbi.nlm.nih.gov/pubmed/20541198.

164. Teoh AY, Chiu PW, Yu Ngo DK, et al. Outcomes of endoscopic submucosal dissection versus endoscopic mucosal resection in management of superficial squamous esophageal neoplasms outside Japan. J Clin Gastroenterol 2010;44:e190-194. Available at: http://www.ncbi.nlm.nih.gov/pubmed/20844363.

165. Pouw RE, Wirths K, Eisendrath P, et al. Efficacy of radiofrequency ablation combined with endoscopic resection for barrett's esophagus with early neoplasia. Clin Gastroenterol Hepatol 2010;8:23-29. Available at: http://www.ncbi.nlm.nih.gov/pubmed/19602454.

166. van Vilsteren FGI, Pouw RE, Seewald S, et al. Stepwise radical endoscopic resection versus radiofrequency ablation for Barrett's oesophagus with high-grade dysplasia or early cancer: a multicentre randomised trial. Gut 2011;60:765-773. Available at: http://www.ncbi.nlm.nih.gov/pubmed/21209124.

167. Alvarez Herrero L, van Vilsteren FGI, Pouw RE, et al. Endoscopic radiofrequency ablation combined with endoscopic resection for early neoplasia in Barrett's esophagus longer than 10 cm. Gastrointest Endosc 2011;73:682-690. Available at: http://www.ncbi.nlm.nih.gov/pubmed/21292262.

168. Neuhaus H, Terheggen G, Rutz EM, et al. Endoscopic submucosal dissection plus radiofrequency ablation of neoplastic Barrett's esophagus. Endoscopy 2012;44:1105-1113. Available at: http://www.ncbi.nlm.nih.gov/pubmed/22968641.

169. Dumot JA, Vargo JJ, 2nd, Falk GW, et al. An open-label, prospective trial of cryospray ablation for Barrett's esophagus high-grade dysplasia and early esophageal cancer in high-risk patients. Gastrointest Endosc 2009;70:635-644. Available at: http://www.ncbi.nlm.nih.gov/pubmed/19559428.

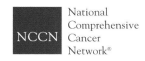
170. Shaheen NJ, Greenwald BD, Peery AF, et al. Safety and efficacy of endoscopic spray cryotherapy for Barrett's esophagus with high-grade dysplasia. Gastrointest Endosc 2010;71:680-685. Available at: http://www.ncbi.nlm.nih.gov/pubmed/20363409.

171. Overholt BF, Lightdale CJ, Wang KK, et al. Photodynamic therapy with porfimer sodium for ablation of high-grade dysplasia in Barrett's esophagus: international, partially blinded, randomized phase III trial. Gastrointest Endosc 2005;62:488-498. Available at: http://www.ncbi.nlm.nih.gov/pubmed/16185958.

172. Pech O, Gossner L, May A, et al. Long-term results of photodynamic therapy with 5-aminolevulinic acid for superficial Barrett's cancer and high-grade intraepithelial neoplasia. Gastrointest Endosc 2005;62:24-30. Available at: http://www.ncbi.nlm.nih.gov/pubmed/15990815.

173. Overholt BF, Wang KK, Burdick JS, et al. Five-year efficacy and safety of photodynamic therapy with Photofrin in Barrett's high-grade dysplasia. Gastrointest Endosc 2007;66:460-468. Available at: http://www.ncbi.nlm.nih.gov/pubmed/17643436.

174. Gaur P, Sepesi B, Hofstetter WL, et al. Endoscopic esophageal tumor length: A prognostic factor for patients with esophageal cancer. Cancer 2011;117:63-69. Available at: http://www.ncbi.nlm.nih.gov/pubmed/20803613.

175. Graham DY, Schwartz JT, Cain GD, Gyorkey F. Prospective evaluation of biopsy number in the diagnosis of esophageal and gastric carcinoma. Gastroenterology 1982;82:228-231. Available at: http://www.ncbi.nlm.nih.gov/pubmed/7054024.

176. Anagnostopoulos GK, Yao K, Kaye P, et al. Novel endoscopic observation in Barrett's oesophagus using high resolution magnification endoscopy and narrow band imaging. Aliment Pharmacol Ther 2007;26:501-507. Available at: http://www.ncbi.nlm.nih.gov/pubmed/17635385.

177. Mannath J, Subramanian V, Hawkey CJ, Ragunath K. Narrow band imaging for characterization of high grade dysplasia and specialized intestinal metaplasia in Barrett's esophagus: a meta-analysis. Endoscopy 2010;42:351-359. Available at: http://www.ncbi.nlm.nih.gov/pubmed/20200809.

178. Maish MS, DeMeester SR. Endoscopic mucosal resection as a staging technique to determine the depth of invasion of esophageal adenocarcinoma. Ann Thorac Surg 2004;78:1777-1782. Available at: http://www.ncbi.nlm.nih.gov/pubmed/15511474.

179. Larghi A, Lightdale CJ, Memeo L, et al. EUS followed by EMR for staging of high-grade dysplasia and early cancer in Barrett's esophagus. Gastrointest Endosc 2005;62:16-23. Available at: http://www.ncbi.nlm.nih.gov/pubmed/15990814.

180. Thomas T, Singh R, Ragunath K. Trimodal imaging-assisted endoscopic mucosal resection of early Barrett's neoplasia. Surg Endosc 2009;23:1609-1613. Available at: http://www.ncbi.nlm.nih.gov/pubmed/19296171.

181. Pennathur A, Farkas A, Krasinskas AM, et al. Esophagectomy for T1 esophageal cancer: outcomes in 100 patients and implications for endoscopic therapy. Ann Thorac Surg 2009;87:1048-1054; discussion 1054-1045. Available at: http://www.ncbi.nlm.nih.gov/pubmed/19324126.

182. Leggett CL, Lewis JT, Wu TT, et al. Clinical and Histological Determinants of Mortality for Patients with Barrett's Esophagus-related T1 Esophageal Adenocarcinoma. Clin Gastroenterol Hepatol 2014. Available at: http://www.ncbi.nlm.nih.gov/pubmed/25151255.

183. Merkow RP, Bilimoria KY, Keswani RN, et al. Treatment trends, risk of lymph node metastasis, and outcomes for localized esophageal cancer. J Natl Cancer Inst 2014;106. Available at: http://www.ncbi.nlm.nih.gov/pubmed/25031273.

NCCN 指南索引
目录
讨论

National
Comprehensive
Cancer
Network®

NCCN 指南 2017 年第 4 版食管和食管胃交界部癌

184. Westerterp M, Koppert LB, Buskens CJ, et al. Outcome of surgical treatment for early adenocarcinoma of the esophagus or gastro-esophageal junction. Virchows Arch 2005;446:497-504. Available at: http://www.ncbi.nlm.nih.gov/pubmed/15838647.

185. Ancona E, Rampado S, Cassaro M, et al. Prediction of lymph node status in superficial esophageal carcinoma. Ann Surg Oncol 2008;15:3278-3288. Available at: http://www.ncbi.nlm.nih.gov/pubmed/18726651.

186. Barbour AP, Rizk NP, Gerdes H, et al. Endoscopic ultrasound predicts outcomes for patients with adenocarcinoma of the gastroesophageal junction. J Am Coll Surg 2007;205:593-601. Available at: http://www.ncbi.nlm.nih.gov/pubmed/17903735.

187. Choi J, Kim SG, Kim JS, et al. Comparison of endoscopic ultrasonography (EUS), positron emission tomography (PET), and computed tomography (CT) in the preoperative locoregional staging of resectable esophageal cancer. Surg Endosc 2010;24:1380-1386. Available at: http://www.ncbi.nlm.nih.gov/pubmed/20033712.

188. Thosani N, Singh H, Kapadia A, et al. Diagnostic accuracy of EUS in differentiating mucosal versus submucosal invasion of superficial esophageal cancers: a systematic review and meta-analysis. Gastrointest Endosc 2012;75:242-253. Available at: http://www.ncbi.nlm.nih.gov/pubmed/22115605.

189. Hofstetter WL. The Esophageal Cancer Study Group. Surgery Alone or Preoperative Therapy in cT2N0 Esophageal Cancer?A multi-institutional study on staging deficiencies, treatment patterns, and outcomes in cT2N0 esophageal cancer [abstract]. Presented at American Association for Thoracic Surgery (Annual Meeting) 2014. Available at: http://aats.org/annualmeeting/Program-Books/2014/27.cgi.

190. Keswani RN, Early DS, Edmundowicz SA, et al. Routine positron emission tomography does not alter nodal staging in patients undergoing EUS-guided FNA for esophageal cancer. Gastrointest

Endosc 2009;69:1210-1217. Available at: http://www.ncbi.nlm.nih.gov/pubmed/19012886.

191. Bergman JJ. The endoscopic diagnosis and staging of oesophageal adenocarcinoma. Best Pract Res Clin Gastroenterol 2006;20:843-866. Available at: http://www.ncbi.nlm.nih.gov/pubmed/16997165.

192. Vazquez-Sequeiros E, Norton ID, Clain JE, et al. Impact of EUS-guided fine-needle aspiration on lymph node staging in patients with esophageal carcinoma. Gastrointest Endosc 2001;53:751-757. Available at: http://www.ncbi.nlm.nih.gov/pubmed/11375583.

193. Vazquez-Sequeiros E, Wiersema MJ, Clain JE, et al. Impact of lymph node staging on therapy of esophageal carcinoma. Gastroenterology 2003;125:1626-1635. Available at: http://www.ncbi.nlm.nih.gov/pubmed/14724814.

194. Cen P, Hofstetter WL, Correa AM, et al. Lymphovascular invasion as a tool to further subclassify T1b esophageal adenocarcinoma. Cancer 2008;112:1020-1027. Available at: http://www.ncbi.nlm.nih.gov/pubmed/18205187.

195. Alvarez Herrero L, Pouw RE, van Vilsteren FG, et al. Risk of lymph node metastasis associated with deeper invasion by early adenocarcinoma of the esophagus and cardia: study based on endoscopic resection specimens. Endoscopy 2010;42:1030-1036. Available at: http://www.ncbi.nlm.nih.gov/pubmed/20960392.

196. Leers JM, DeMeester SR, Oezcelik A, et al. The prevalence of lymph node metastases in patients with T1 esophageal adenocarcinoma a retrospective review of esophagectomy specimens. Ann Surg 2011;253:271-278. Available at: http://www.ncbi.nlm.nih.gov/pubmed/21119508.

197. Lee L, Ronellenfitsch U, Hofstetter WL, et al. Predicting lymph node metastases in early esophageal adenocarcinoma using a simple

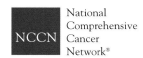

scoring system. J Am Coll Surg 2013;217:191-199. Available at: http://www.ncbi.nlm.nih.gov/pubmed/23659947.

198. Nentwich MF, von Loga K, Reeh M, et al. Depth of submucosal tumor infiltration and its relevance in lymphatic metastasis formation for T1b squamous cell and adenocarcinomas of the esophagus. J Gastrointest Surg 2014;18:242-249; discussion 249. Available at: http://www.ncbi.nlm.nih.gov/pubmed/24091912.

199. Chadwick G, Groene O, Markar SR, et al. Systematic review comparing radiofrequency ablation and complete endoscopic resection in treating dysplastic Barrett's esophagus: a critical assessment of histologic outcomes and adverse events. Gastrointest Endosc 2014;79:718-731 e713. Available at: http://www.ncbi.nlm.nih.gov/pubmed/24462170.

200. Lightdale CJ, Botet JF, Kelsen DP, et al. Diagnosis of recurrent upper gastrointestinal cancer at the surgical anastomosis by endoscopic ultrasound. Gastrointest Endosc 1989;35:407-412. Available at: http://www.ncbi.nlm.nih.gov/pubmed/2676688.

201. Newaishy GA, Read GA, Duncan W, Kerr GR. Results of radical radiotherapy of squamous cell carcinoma of the oesophagus. Clin Radiol 1982;33:347-352. Available at: http://www.ncbi.nlm.nih.gov/pubmed/7075142.

202. Okawa T, Kita M, Tanaka M, Ikeda M. Results of radiotherapy for inoperable locally advanced esophageal cancer. Int J Radiat Oncol Biol Phys 1989;17:49-54. Available at: http://www.ncbi.nlm.nih.gov/pubmed/2745207.

203. Sun DR. Ten-year follow-up of esophageal cancer treated by radical radiation therapy: analysis of 869 patients. Int J Radiat Oncol Biol Phys 1989;16:329-334. Available at: http://www.ncbi.nlm.nih.gov/pubmed/2921133.

204. Shi XH, Yao W, Liu T. Late course accelerated fractionation in radiotherapy of esophageal carcinoma. Radiother Oncol

1999;51:21-26. Available at: http://www.ncbi.nlm.nih.gov/pubmed/10386713.

205. Herskovic A, Martz K, al-Sarraf M, et al. Combined chemotherapy and radiotherapy compared with radiotherapy alone in patients with cancer of the esophagus. N Engl J Med 1992;326:1593-1598. Available at: http://www.ncbi.nlm.nih.gov/pubmed/1584260.

206. Hosokawa M, Shirato H, Ohara M, et al. Intraoperative radiation therapy to the upper mediastinum and nerve-sparing three-field lymphadenectomy followed by external beam radiotherapy for patients with thoracic esophageal carcinoma. Cancer 1999;86:6-13. Available at: http://www.ncbi.nlm.nih.gov/pubmed/10391557.

207. Nutting CM, Bedford JL, Cosgrove VP, et al. Intensity-modulated radiotherapy reduces lung irradiation in patients with carcinoma of the oesophagus. Front Radiat Ther Oncol 2002;37:128-131. Available at: http://www.ncbi.nlm.nih.gov/pubmed/11764654.

208. Fu W-H, Wang L-H, Zhou Z-M, et al. Comparison of conformal and intensity-modulated techniques for simultaneous integrated boost radiotherapy of upper esophageal carcinoma. World J Gastroenterol 2004;10:1098-1102. Available at: http://www.ncbi.nlm.nih.gov/pubmed/15069706.

209. Chandra A, Guerrero TM, Liu HH, et al. Feasibility of using intensity-modulated radiotherapy to improve lung sparing in treatment planning for distal esophageal cancer. Radiother Oncol 2005;77:247-253. Available at: http://www.ncbi.nlm.nih.gov/pubmed/16298001.

210. Mayo CS, Urie MM, Fitzgerald TJ, et al. Hybrid IMRT for treatment of cancers of the lung and esophagus. Int J Radiat Oncol Biol Phys 2008;71:1408-1418. Available at: http://www.ncbi.nlm.nih.gov/pubmed/18262730.

211. Wang M, Gu XZ, Yin WB, et al. Randomized clinical trial on the combination of preoperative irradiation and surgery in the treatment of

esophageal carcinoma: report on 206 patients. Int J Radiat Oncol Biol Phys 1989;16:325-327. Available at: http://www.ncbi.nlm.nih.gov/pubmed/2646253.

212. Teniere P, Hay JM, Fingerhut A, Fagniez PL. Postoperative radiation therapy does not increase survival after curative resection for squamous cell carcinoma of the middle and lower esophagus as shown by a multicenter controlled trial. French University Association for Surgical Research. Surg Gynecol Obstet 1991;173:123-130. Available at: http://www.ncbi.nlm.nih.gov/pubmed/1925862.

213. Arnott SJ, Duncan W, Kerr GR, et al. Low dose preoperative radiotherapy for carcinoma of the oesophagus: results of a randomized clinical trial. Radiother Oncol 1992;24:108-113. Available at: http://www.ncbi.nlm.nih.gov/pubmed/1496141.

214. Arnott SJ, Duncan W, Gignoux M, et al. Preoperative radiotherapy in esophageal carcinoma: a meta-analysis using individual patient data (Oesophageal Cancer Collaborative Group). Int J Radiat Oncol Biol Phys 1998;41:579-583. Available at: http://www.ncbi.nlm.nih.gov/pubmed/9635705.

215. Sur RK, Donde B, Levin VC, Mannell A. Fractionated high dose rate intraluminal brachytherapy in palliation of advanced esophageal cancer. Int J Radiat Oncol Biol Phys 1998;40:447-453. Available at: http://www.ncbi.nlm.nih.gov/pubmed/9457834.

216. Gaspar LE, Qian C, Kocha WI, et al. A phase I/II study of external beam radiation, brachytherapy and concurrent chemotherapy in localized cancer of the esophagus (RTOG 92-07): preliminary toxicity report. Int J Radiat Oncol Biol Phys 1997;37:593-599. Available at: http://www.ncbi.nlm.nih.gov/pubmed/9112458.

217. Wang S, Liao Z, Chen Y, et al. Esophageal cancer located at the neck and upper thorax treated with concurrent chemoradiation: a single-institution experience. J Thorac Oncol 2006;1:252-259. Available at: http://www.ncbi.nlm.nih.gov/pubmed/17409865.

218. Minsky BD, Pajak TF, Ginsberg RJ, et al. INT 0123 (Radiation Therapy Oncology Group 94-05) phase III trial of combined-modality therapy for esophageal cancer: high-dose versus standard-dose radiation therapy. J Clin Oncol 2002;20:1167-1174. Available at: http://www.ncbi.nlm.nih.gov/pubmed/11870157.

219. Kleinberg L, Forastiere AA. Chemoradiation in the management of esophageal cancer. J Clin Oncol 2007;25:4110-4117. Available at: http://www.ncbi.nlm.nih.gov/pubmed/17827461.

220. Cooper JS, Guo MD, Herskovic A, et al. Chemoradiotherapy of locally advanced esophageal cancer: long-term follow-up of a prospective randomized trial (RTOG 85-01). Radiation Therapy Oncology Group. JAMA 1999;281:1623-1627. Available at: http://www.ncbi.nlm.nih.gov/pubmed/10235156.

221. Li QQ, Liu MZ, Hu YH, et al. Definitive concomitant chemoradiotherapy with docetaxel and cisplatin in squamous esophageal carcinoma. Dis Esophagus 2010;23:253-259. Available at: http://www.ncbi.nlm.nih.gov/pubmed/19732130.

222. Meerten EV, van Rij C, Tesselaar ME, et al. Definitive concurrent chemoradiation (CRT) with weekly paclitaxel and carboplatin for patients (pts) with irresectable esophageal cancer: A phase II study [abstract]. J Clin Oncol 2010;28(Suppl 15):Abstract e14508. Available at: http://meeting.ascopubs.org/cgi/content/abstract/28/15_suppl/e14508.

223. Conroy T, Galais M-P, Raoul J-L, et al. Definitive chemoradiotherapy with FOLFOX versus fluorouracil and cisplatin in patients with oesophageal cancer (PRODIGE5/ACCORD17): final results of a randomised, phase 2/3 trial. Lancet Oncol 2014;15:305-314. Available at: http://www.ncbi.nlm.nih.gov/pubmed/24556041.

224. Iyer R, Wilkinson N, Demmy T, Javle M. Controversies in the multimodality management of locally advanced esophageal cancer: evidence-based review of surgery alone and combined-modality

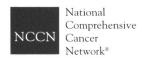
therapy. Ann Surg Oncol 2004;11:665-673. Available at: http://www.ncbi.nlm.nih.gov/pubmed/15197012.

225. Urschel JD, Vasan H. A meta-analysis of randomized controlled trials that compared neoadjuvant chemoradiation and surgery to surgery alone for resectable esophageal cancer. Am J Surg 2003;185:538-543. Available at: http://www.ncbi.nlm.nih.gov/pubmed/12781882.

226. Fiorica F, Di Bona D, Schepis F, et al. Preoperative chemoradiotherapy for oesophageal cancer: a systematic review and meta-analysis. Gut 2004;53:925-930. Available at: http://www.ncbi.nlm.nih.gov/pubmed/15194636.

227. Sjoquist KM, Burmeister BH, Smithers BM, et al. Survival after neoadjuvant chemotherapy or chemoradiotherapy for resectable oesophageal carcinoma: an updated meta-analysis. Lancet Oncol 2011;12:681-692. Available at: http://www.ncbi.nlm.nih.gov/pubmed/21684205.

228. Swisher SG, Hofstetter W, Komaki R, et al. Improved long-term outcome with chemoradiotherapy strategies in esophageal cancer. Ann Thorac Surg 2010;90:892-898; discussion 898-899. Available at: http://www.ncbi.nlm.nih.gov/pubmed/20732514.

229. Cen P, Correa AM, Le JH, et al. Adenocarcinoma of the lower esophagus with Barrett's esophagus or without Barrett's esophagus: differences in patients' survival after preoperative chemoradiation. Diseases of the Esophagus 2009;22:32-41. Available at: http://www.ncbi.nlm.nih.gov/pubmed/19021684.

230. Walsh TN, Noonan N, Hollywood D, et al. A comparison of multimodal therapy and surgery for esophageal adenocarcinoma. N Engl J Med 1996;335:462-467. Available at: http://www.ncbi.nlm.nih.gov/pubmed/8672151.

231. Bosset JF, Gignoux M, Triboulet JP, et al. Chemoradiotherapy followed by surgery compared with surgery alone in squamous-cell

cancer of the esophagus. N Engl J Med 1997;337:161-167. Available at: http://www.ncbi.nlm.nih.gov/pubmed/9219702.

232. Urba SG, Orringer MB, Turrisi A, et al. Randomized trial of preoperative chemoradiation versus surgery alone in patients with locoregional esophageal carcinoma. J Clin Oncol 2001;19:305-313. Available at: http://www.ncbi.nlm.nih.gov/pubmed/11208820.

233. Bains MS, Stojadinovic A, Minsky B, et al. A phase II trial of preoperative combined-modality therapy for localized esophageal carcinoma: initial results. J Thorac Cardiovasc Surg 2002;124:270-277. Available at: http://www.ncbi.nlm.nih.gov/pubmed/12167786.

234. Kaklamanos IG, Walker GR, Ferry K, et al. Neoadjuvant treatment for resectable cancer of the esophagus and the gastroesophageal junction: a meta-analysis of randomized clinical trials. Ann Surg Oncol 2003;10:754-761. Available at: http://www.ncbi.nlm.nih.gov/pubmed/12900366.

235. Burmeister BH, Smithers BM, Gebski V, et al. Surgery alone versus chemoradiotherapy followed by surgery for resectable cancer of the oesophagus: a randomised controlled phase III trial. Lancet Oncol 2005;6:659-668. Available at: http://www.ncbi.nlm.nih.gov/pubmed/16129366.

236. Mariette C, Dahan L, Mornex F, et al. Surgery alone versus chemoradiotherapy followed by surgery for stage I and II esophageal cancer: final analysis of randomized controlled phase III trial FFCD 9901. J Clin Oncol 2014;32:2416-2422. Available at: http://www.ncbi.nlm.nih.gov/pubmed/24982463.

237. Oppedijk V, van der Gaast A, van Lanschot JJ, et al. Patterns of recurrence after surgery alone versus preoperative chemoradiotherapy and surgery in the CROSS trials. J Clin Oncol 2014;32:385-391. Available at: http://www.ncbi.nlm.nih.gov/pubmed/24419108.

238. Stahl M, Stuschke M, Lehmann N, et al. Chemoradiation with and without surgery in patients with locally advanced squamous cell

carcinoma of the esophagus. J Clin Oncol 2005;23:2310-2317. Available at: http://www.ncbi.nlm.nih.gov/pubmed/15800321.

239. Bedenne L, Michel P, Bouche O, et al. Chemoradiation followed by surgery compared with chemoradiation alone in squamous cancer of the esophagus: FFCD 9102. J Clin Oncol 2007;25:1160-1168. Available at: http://www.ncbi.nlm.nih.gov/pubmed/17401004.

240. Stahl M, Wilke H, Lehmann N, et al. Long-term results of a phase III study investigating chemoradiation with and without surgery in locally advanced squamous cell carcinoma (LA-SCC) of the esophagus [abstract]. J Clin Oncol 2008;26 (Suppl 15):Abstract 4530. Available at: http://meeting.ascopubs.org/cgi/content/abstract/26/15_suppl/4530.

241. Tepper J, Krasna MJ, Niedzwiecki D, et al. Phase III trial of trimodality therapy with cisplatin, fluorouracil, radiotherapy, and surgery compared with surgery alone for esophageal cancer: CALGB 9781. J Clin Oncol 2008;26:1086-1092. Available at: http://www.ncbi.nlm.nih.gov/pubmed/18309943.

242. Burmeister BH, Thomas JM, Burmeister EA, et al. Is concurrent radiation therapy required in patients receiving preoperative chemotherapy for adenocarcinoma of the oesophagus? A randomised phase II trial. Eur J Cancer 2011;47:354-360. Available at: http://www.ncbi.nlm.nih.gov/pubmed/21084184.

243. Ajani JA, Komaki R, Putnam JB, et al. A three-step strategy of induction chemotherapy then chemoradiation followed by surgery in patients with potentially resectable carcinoma of the esophagus or gastroesophageal junction. Cancer 2001;92:279-286. Available at: http://www.ncbi.nlm.nih.gov/pubmed/11466680.

244. Swisher SG, Ajani JA, Komaki R, et al. Long-term outcome of phase II trial evaluating chemotherapy, chemoradiotherapy, and surgery for locoregionally advanced esophageal cancer. Int J Radiat Oncol Biol Phys 2003;57:120-127. Available at: http://www.ncbi.nlm.nih.gov/pubmed/12909224.

245. Ajani JA, Walsh G, Komaki R, et al. Preoperative induction of CPT-11 and cisplatin chemotherapy followed by chemoradiotherapy in patients with locoregional carcinoma of the esophagus or gastroesophageal junction. Cancer 2004;100:2347-2354. Available at: http://www.ncbi.nlm.nih.gov/pubmed/15160337.

246. Henry LR, Goldberg M, Scott W, et al. Induction cisplatin and paclitaxel followed by combination chemoradiotherapy with 5-fluorouracil, cisplatin, and paclitaxel before resection in localized esophageal cancer: a phase II report. Ann Surg Oncol 2006;13:214-220. Available at: http://www.ncbi.nlm.nih.gov/pubmed/16418887.

247. Stahl M, Walz MK, Stuschke M, et al. Phase III comparison of preoperative chemotherapy compared with chemoradiotherapy in patients with locally advanced adenocarcinoma of the esophagogastric junction. J Clin Oncol 2009;27:851-856. Available at: http://www.ncbi.nlm.nih.gov/pubmed/19139439.

248. Rivera F, Galan M, Tabernero J, et al. Phase II trial of preoperative irinotecan-cisplatin followed by concurrent irinotecan-cisplatin and radiotherapy for resectable locally advanced gastric and esophagogastric junction adenocarcinoma. Int J Radiat Oncol Biol Phys 2009;75:1430-1436. Available at: http://www.ncbi.nlm.nih.gov/pubmed/19540072.

249. Ruhstaller T, Widmer L, Schuller JC, et al. Multicenter phase II trial of preoperative induction chemotherapy followed by chemoradiation with docetaxel and cisplatin for locally advanced esophageal carcinoma (SAKK 75/02). Ann Oncol 2009;20:1522-1528. Available at: http://www.ncbi.nlm.nih.gov/pubmed/19465425.

250. Ilson DH, Minsky BD, Ku GY, et al. Phase 2 trial of induction and concurrent chemoradiotherapy with weekly irinotecan and cisplatin followed by surgery for esophageal cancer. Cancer 2012;118:2820-2827. Available at: http://www.ncbi.nlm.nih.gov/pubmed/21990000.

251. Ajani JA, Xiao L, Roth JA, et al. A phase II randomized trial of induction chemotherapy versus no induction chemotherapy followed by preoperative chemoradiation in patients with esophageal cancer. Ann Oncol 2013;24:2844-2849. Available at: http://www.ncbi.nlm.nih.gov/pubmed/23975663.

252. Macdonald JS, Smalley SR, Benedetti J, et al. Chemoradiotherapy after surgery compared with surgery alone for adenocarcinoma of the stomach or gastroesophageal junction. N Engl J Med 2001;345:725-730. Available at: http://www.ncbi.nlm.nih.gov/pubmed/11547741.

253. Smalley SR, Benedetti JK, Haller DG, et al. Updated analysis of SWOG-directed intergroup study 0116: a phase III trial of adjuvant radiochemotherapy versus observation after curative gastric cancer resection. J Clin Oncol 2012;30:2327-2333. Available at: http://www.ncbi.nlm.nih.gov/pubmed/22585691.

254. Bedard EL, Inculet RI, Malthaner RA, et al. The role of surgery and postoperative chemoradiation therapy in patients with lymph node positive esophageal carcinoma. Cancer 2001;91:2423-2430. Available at: http://www.ncbi.nlm.nih.gov/pubmed/11413534.

255. Rice TW, Adelstein DJ, Chidel MA, et al. Benefit of postoperative adjuvant chemoradiotherapy in locoregionally advanced esophageal carcinoma. J Thorac Cardiovasc Surg 2003;126:1590-1596. Available at: http://www.ncbi.nlm.nih.gov/pubmed/14666038.

256. Kofoed SC, Muhic A, Baeksgaard L, et al. Survival after adjuvant chemoradiotherapy or surgery alone in resectable adenocarcinoma at the gastro-esophageal junction. Scand J Surg 2012;101:26-31. Available at: http://www.ncbi.nlm.nih.gov/pubmed/22414465.

257. Adelstein DJ, Rice TW, Rybicki LA, et al. Mature results from a phase II trial of postoperative concurrent chemoradiotherapy for poor prognosis cancer of the esophagus and gastroesophageal junction. J Thorac Oncol 2009;4:1264-1269. Available at: http://www.ncbi.nlm.nih.gov/pubmed/19668013.

258. Fuchs CS, Tepper JE, Niedzwiecki D, et al. Postoperative adjuvant chemoradiation for gastric or gastroesophageal junction (GEJ) adenocarcinoma using epirubicin, cisplatin, and infusional (CI) 5-FU (ECF) before and after CI 5-FU and radiotherapy (CRT) compared with bolus 5-FU/LV before and after CRT: Intergroup trial CALGB 80101[abstract]. J Clin Oncol 2011;29 (Suppl 15):Abstract 4003. Available at: http://meeting.ascopubs.org/cgi/content/abstract/29/15_suppl/4003.

259. Kelsen DP, Ginsberg R, Pajak TF, et al. Chemotherapy followed by surgery compared with surgery alone for localized esophageal cancer. N Engl J Med 1998;339:1979-1984. Available at: http://www.ncbi.nlm.nih.gov/pubmed/9869669.

260. Kelsen DP, Winter KA, Gunderson LL, et al. Long-term results of RTOG trial 8911 (USA Intergroup 113): a random assignment trial comparison of chemotherapy followed by surgery compared with surgery alone for esophageal cancer. J Clin Oncol 2007;25:3719-3725. Available at: http://www.ncbi.nlm.nih.gov/pubmed/17704421.

261. Surgical resection with or without preoperative chemotherapy in oesophageal cancer: a randomised controlled trial. Lancet 2002;359:1727-1733. Available at: http://www.ncbi.nlm.nih.gov/pubmed/12049861.

262. Allum WH, Stenning SP, Bancewicz J, et al. Long-term results of a randomized trial of surgery with or without preoperative chemotherapy in esophageal cancer. J Clin Oncol 2009;27:5062-5067. Available at: http://www.ncbi.nlm.nih.gov/pubmed/19770374.

263. Boonstra JJ, Kok TC, Wijnhoven BP, et al. Chemotherapy followed by surgery versus surgery alone in patients with resectable oesophageal squamous cell carcinoma: long-term results of a randomized controlled trial. BMC Cancer 2011;11:181-181. Available at: http://www.ncbi.nlm.nih.gov/pubmed/21595951.

264. Thirion PG, Michiels S, Le Maitre A, et al. Individual patient data-based meta-analysis assessing pre-operative chemotherapy in

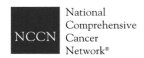

National
Comprehensive
Cancer
Network®

NCCN 指南 2017 年第 4 版食管和食管胃交界部癌

NCCN 指南索引
目录
讨论

resectable oesophageal carcinoma [abstract]. J Clin Oncol 2007;25(Suppl 18):Abstract 4512. Available at: http://meeting.jco.org/cgi/content/abstract/25/18_suppl/4512.

265. Ychou M, Boige V, Pignon J-P, et al. Perioperative chemotherapy compared with surgery alone for resectable gastroesophageal adenocarcinoma: an FNCLCC and FFCD multicenter phase III trial. J Clin Oncol 2011;29:1715-1721. Available at: http://www.ncbi.nlm.nih.gov/pubmed/21444866.

266. Leichman L, Berry BT. Experience with cisplatin in treatment regimens for esophageal cancer. Semin Oncol 1991;18:64-72. Available at: http://www.ncbi.nlm.nih.gov/pubmed/2003229.

267. Muhr-Wilkenshoff F, Hinkelbein W, Ohnesorge I, et al. A pilot study of irinotecan (CPT-11) as single-agent therapy in patients with locally advanced or metastatic esophageal carcinoma. Int J Colorectal Dis 2003;18:330-334. Available at: http://www.ncbi.nlm.nih.gov/pubmed/12774248.

268. Enzinger PC, Kulke MH, Clark JW, et al. A phase II trial of irinotecan in patients with previously untreated advanced esophageal and gastric adenocarcinoma. Dig Dis Sci 2005;50:2218-2223. Available at: http://www.ncbi.nlm.nih.gov/pubmed/16416165.

269. Burkart C, Bokemeyer C, Klump B, et al. A phase II trial of weekly irinotecan in cisplatin-refractory esophageal cancer. Anticancer Res 2007;27:2845-2848. Available at: http://www.ncbi.nlm.nih.gov/pubmed/17695458.

270. Muro K, Hamaguchi T, Ohtsu A, et al. A phase II study of single-agent docetaxel in patients with metastatic esophageal cancer. Ann Oncol 2004;15:955-959. Available at: http://www.ncbi.nlm.nih.gov/pubmed/15151954.

271. Albertsson M, Johansson B, Friesland S, et al. Phase II studies on docetaxel alone every third week, or weekly in combination with gemcitabine in patients with primary locally advanced, metastatic, or

recurrent esophageal cancer. Med Oncol 2007;24:407-412. Available at: http://www.ncbi.nlm.nih.gov/pubmed/17917090.

272. Ajani JA, Ilson DH, Daugherty K, et al. Activity of taxol in patients with squamous cell carcinoma and adenocarcinoma of the esophagus. J Natl Cancer Inst 1994;86:1086-1091. Available at: http://www.ncbi.nlm.nih.gov/pubmed/7912736.

273. Ilson DH, Wadleigh RG, Leichman LP, Kelsen DP. Paclitaxel given by a weekly 1-h infusion in advanced esophageal cancer. Ann Oncol 2007;18:898-902. Available at: http://www.ncbi.nlm.nih.gov/pubmed/17351256.

274. Harstrick A, Bokemeyer C, Preusser P, et al. Phase II study of single-agent etoposide in patients with metastatic squamous-cell carcinoma of the esophagus. Cancer Chemother Pharmacol 1992;29:321-322. Available at: http://www.ncbi.nlm.nih.gov/pubmed/1537080.

275. Ilson DH, Ajani J, Bhalla K, et al. Phase II trial of paclitaxel, fluorouracil, and cisplatin in patients with advanced carcinoma of the esophagus. J Clin Oncol 1998;16:1826-1834. Available at: http://www.ncbi.nlm.nih.gov/pubmed/9586897.

276. Petrasch S, Welt A, Reinacher A, et al. Chemotherapy with cisplatin and paclitaxel in patients with locally advanced, recurrent or metastatic oesophageal cancer. Br J Cancer 1998;78:511-514. Available at: http://www.ncbi.nlm.nih.gov/pubmed/9716036.

277. Ilson DH, Forastiere A, Arquette M, et al. A phase II trial of paclitaxel and cisplatin in patients with advanced carcinoma of the esophagus. Cancer J 2000;6:316-323. Available at: http://www.ncbi.nlm.nih.gov/pubmed/11079171.

278. Ajani JA, Fodor MB, Tjulandin SA, et al. Phase II multi-institutional randomized trial of docetaxel plus cisplatin with or without fluorouracil in patients with untreated, advanced gastric, or gastroesophageal

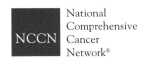

adenocarcinoma. J Clin Oncol 2005;23:5660-5667. Available at: http://www.ncbi.nlm.nih.gov/pubmed/16110025.

279. Van Cutsem E, Moiseyenko VM, Tjulandin S, et al. Phase III study of docetaxel and cisplatin plus fluorouracil compared with cisplatin and fluorouracil as first-line therapy for advanced gastric cancer: a report of the V325 Study Group. J Clin Oncol 2006;24:4991-4997. Available at: http://www.ncbi.nlm.nih.gov/pubmed/17075117.

280. Kim JY, Do YR, Park KU, et al. A multi-center phase II study of docetaxel plus cisplatin as first-line therapy in patients with metastatic squamous cell esophageal cancer. Cancer Chemother Pharmacol 2010;66:31-36. Available at: http://www.ncbi.nlm.nih.gov/pubmed/19763571.

281. Al-Batran S-E, Hartmann JT, Hofheinz R, et al. Biweekly fluorouracil, leucovorin, oxaliplatin, and docetaxel (FLOT) for patients with metastatic adenocarcinoma of the stomach or esophagogastric junction: a phase II trial of the Arbeitsgemeinschaft Internistische Onkologie. Ann Oncol 2008;19:1882-1887. Available at: http://www.ncbi.nlm.nih.gov/pubmed/18669868.

282. Shankaran V, Mulcahy MF, Hochster HS, et al. Docetaxel, oxaliplatin, and 5-fluorouracil for the treatment of metastatic or unresectable gastric or gastroesophageal junction (GEJ) adenocarcinomas: Preliminary results of a phase II study. Gastrointestinal Cancers Symposium 2009:Abstract 47. Available at:

283. Overman MJ, Kazmi SM, Jhamb J, et al. Weekly docetaxel, cisplatin, and 5-fluorouracil as initial therapy for patients with advanced gastric and esophageal cancer. Cancer 2010;116:1446-1453. Available at: http://www.ncbi.nlm.nih.gov/pubmed/20108336.

284. Tebbutt NC, Cummins MM, Sourjina T, et al. Randomised, non-comparative phase II study of weekly docetaxel with cisplatin and 5-fluorouracil or with capecitabine in oesophagogastric cancer: the AGITG ATTAX trial. Br J Cancer 2010;102:475-481. Available at: http://www.ncbi.nlm.nih.gov/pubmed/20068567.

285. Stein A, Arnold D, Thuss-Patience PC, et al. Docetaxel, oxaliplatin and capecitabine (TEX regimen) in patients with metastatic gastric or gastro-esophageal cancer: Results of a multicenter phase I/II study. Acta Oncol 2014;53:392-398. Available at: http://www.ncbi.nlm.nih.gov/pubmed/24024696.

286. Cunningham D, Starling N, Rao S, et al. Capecitabine and oxaliplatin for advanced esophagogastric cancer. N Engl J Med 2008;358:36-46. Available at: http://www.ncbi.nlm.nih.gov/pubmed/18172173.

287. Ilson DH. Phase II trial of weekly irinotecan/cisplatin in advanced esophageal cancer. Oncology (Williston Park) 2004;18:22-25. Available at: http://www.ncbi.nlm.nih.gov/pubmed/15685830.

288. Dank M, Zaluski J, Barone C, et al. Randomized phase III study comparing irinotecan combined with 5-fluorouracil and folinic acid to cisplatin combined with 5-fluorouracil in chemotherapy naive patients with advanced adenocarcinoma of the stomach or esophagogastric junction. Ann Oncol 2008;19:1450-1457. Available at: http://www.ncbi.nlm.nih.gov/pubmed/18558665.

289. Wolff K, Wein A, Reulbach U, et al. Weekly high-dose 5-fluorouracil as a 24-h infusion and sodium folinic acid (AIO regimen) plus irinotecan in patients with locally advanced nonresectable and metastatic adenocarcinoma or squamous cell carcinoma of the oesophagus: a phase II trial. Anticancer Drugs 2009;20:165-173. Available at: http://www.ncbi.nlm.nih.gov/pubmed/19125117.

290. Burtness B, Gibson M, Egleston B, et al. Phase II trial of docetaxel-irinotecan combination in advanced esophageal cancer. Ann Oncol 2009;20:1242-1248. Available at: http://www.ncbi.nlm.nih.gov/pubmed/19429872.

291. Lustberg MB, Bekaii-Saab T, Young D, et al. Phase II randomized study of two regimens of sequentially administered mitomycin C and irinotecan in patients with unresectable esophageal and

gastroesophageal adenocarcinoma. J Thorac Oncol 2010;5:713-718. Available at: http://www.ncbi.nlm.nih.gov/pubmed/20354452.

292. Moehler M, Kanzler S, Geissler M, et al. A randomized multicenter phase II study comparing capecitabine with irinotecan or cisplatin in metastatic adenocarcinoma of the stomach or esophagogastric junction. Ann Oncol 2010;21:71-77. Available at: http://www.ncbi.nlm.nih.gov/pubmed/19605504.

293. Guimbaud R, Louvet C, Ries P, et al. Prospective, Randomized, Multicenter, Phase III Study of Fluorouracil, Leucovorin, and Irinotecan Versus Epirubicin, Cisplatin, and Capecitabine in Advanced Gastric Adenocarcinoma: A French Intergroup (Federation Francophone de Cancerologie Digestive, Federation Nationale des Centres de Lutte Contre le Cancer, and Groupe Cooperateur Multidisciplinaire en Oncologie) Study. J Clin Oncol 2014;32:3520-3526. Available at: http://www.ncbi.nlm.nih.gov/pubmed/25287828.

294. Assersohn L, Brown G, Cunningham D, et al. Phase II study of irinotecan and 5-fluorouracil/leucovorin in patients with primary refractory or relapsed advanced oesophageal and gastric carcinoma. Ann Oncol 2004;15:64-69. Available at: http://www.ncbi.nlm.nih.gov/pubmed/14679122.

295. Leary A, Assersohn L, Cunningham D, et al. A phase II trial evaluating capecitabine and irinotecan as second line treatment in patients with oesophago-gastric cancer who have progressed on, or within 3 months of platinum-based chemotherapy. Cancer Chemother Pharmacol 2009;64:455-462. Available at: http://www.ncbi.nlm.nih.gov/pubmed/19104814.

296. Mauer AM, Kraut EH, Krauss SA, et al. Phase II trial of oxaliplatin, leucovorin and fluorouracil in patients with advanced carcinoma of the esophagus. Ann Oncol 2005;16:1320-1325. Available at: http://www.ncbi.nlm.nih.gov/pubmed/15919687.

297. Al-Batran S-E, Hartmann JT, Probst S, et al. Phase III trial in metastatic gastroesophageal adenocarcinoma with fluorouracil, leucovorin plus either oxaliplatin or cisplatin: a study of the Arbeitsgemeinschaft Internistische Onkologie. J Clin Oncol 2008;26:1435-1442. Available at: http://www.ncbi.nlm.nih.gov/pubmed/18349393.

298. El-Rayes BF, Shields A, Zalupski M, et al. A phase II study of carboplatin and paclitaxel in esophageal cancer. Ann Oncol 2004;15:960-965. Available at: http://www.ncbi.nlm.nih.gov/pubmed/15151955.

299. Ross P, Nicolson M, Cunningham D, et al. Prospective randomized trial comparing mitomycin, cisplatin, and protracted venous-infusion fluorouracil (PVI 5-FU) With epirubicin, cisplatin, and PVI 5-FU in advanced esophagogastric cancer. J Clin Oncol 2002;20:1996-2004. Available at: http://www.ncbi.nlm.nih.gov/pubmed/11956258.

300. Urba SG, Chansky K, VanVeldhuizen PJ, et al. Gemcitabine and cisplatin for patients with metastatic or recurrent esophageal carcinoma: a Southwest Oncology Group Study. Invest New Drugs 2004;22:91-97. Available at: http://www.ncbi.nlm.nih.gov/pubmed/14707499.

301. Millar J, Scullin P, Morrison A, et al. Phase II study of gemcitabine and cisplatin in locally advanced/metastatic oesophageal cancer. Br J Cancer 2005;93:1112-1116. Available at: http://www.ncbi.nlm.nih.gov/pubmed/16278660.

302. Homs MY, v d Gaast A, Siersema PD, et al. Chemotherapy for metastatic carcinoma of the esophagus and gastro-esophageal junction. Cochrane Database Syst Rev 2006:CD004063. Available at: http://www.ncbi.nlm.nih.gov/pubmed/17054195.

303. Shah MA, Schwartz GK. Treatment of metastatic esophagus and gastric cancer. Semin Oncol 2004;31:574-587. Available at: http://www.ncbi.nlm.nih.gov/pubmed/15297948.

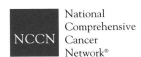
304. Fuchs CS, Tomasek J, Yong CJ, et al. Ramucirumab monotherapy for previously treated advanced gastric or gastro-oesophageal junction adenocarcinoma (REGARD): an international, randomised, multicentre, placebo-controlled, phase 3 trial. Lancet 2014;383:31-39. Available at: http://www.ncbi.nlm.nih.gov/pubmed/24094768.

305. Wilke H, Muro K, Van Cutsem E, et al. Ramucirumab plus paclitaxel versus placebo plus paclitaxel in patients with previously treated advanced gastric or gastro-oesophageal junction adenocarcinoma (RAINBOW): a double-blind, randomised phase 3 trial. Lancet Oncol 2014;15:1224-1235. Available at: http://www.ncbi.nlm.nih.gov/pubmed/25240821.

306. Ramos-Suzarte M, Lorenzo-Luaces P, Lazo NG, et al. Treatment of malignant, non-resectable, epithelial origin esophageal tumours with the humanized anti-epidermal growth factor antibody nimotuzumab combined with radiation therapy and chemotherapy. Cancer Biol Ther 2012;13:600-605. Available at: http://www.ncbi.nlm.nih.gov/pubmed/22555809.

307. Liang J, E M, Wu G, et al. Nimotuzumab combined with radiotherapy for esophageal cancer: preliminary study of a Phase II clinical trial. Onco Targets Ther 2013;6:1589-1596. Available at: http://www.ncbi.nlm.nih.gov/pubmed/24235844.

308. Iveson T, Donehower RC, Davidenko I, et al. Rilotumumab in combination with epirubicin, cisplatin, and capecitabine as first-line treatment for gastric or oesophagogastric junction adenocarcinoma: an open-label, dose de-escalation phase 1b study and a double-blind, randomised phase 2 study. The Lancet Oncology 2014;15:1007-1018. Available at: http://linkinghub.elsevier.com/retrieve/pii/S1470204514700233.

309. van Westreenen HL, Westerterp M, Bossuyt PMM, et al. Systematic review of the staging performance of 18F-fluorodeoxyglucose positron emission tomography in esophageal cancer. J Clin Oncol 2004;22:3805-3812. Available at: http://www.ncbi.nlm.nih.gov/pubmed/15365078.

310. Rosenbaum S, Stergar H, Antoch G, et al. Staging and follow-up of gastrointestinal tumors with PET/CT. Abdominal Imaging 2006;31:25-35. Available at: http://www.ncbi.nlm.nih.gov/pubmed/16333707.

311. Munden RF, Macapinlac HA, Erasmus JJ. Esophageal cancer: the role of integrated CT-PET in initial staging and response assessment after preoperative therapy. J Thorac Imaging 2006;21:137-145. Available at: http://www.ncbi.nlm.nih.gov/pubmed/16770230.

312. Flamen P, Lerut A, Van Cutsem E, et al. Utility of positron emission tomography for the staging of patients with potentially operable esophageal carcinoma. J Clin Oncol 2000;18:3202-3210. Available at: http://www.ncbi.nlm.nih.gov/pubmed/10986052.

313. Flamen P, Lerut T, Haustermans K, et al. Position of positron emission tomography and other imaging diagnostic modalities in esophageal cancer. Q J Nucl Med Mol Imaging 2004;48:96-108. Available at: http://www.ncbi.nlm.nih.gov/pubmed/15243407.

314. Cerfolio RJ, Bryant AS, Ohja B, et al. The accuracy of endoscopic ultrasonography with fine-needle aspiration, integrated positron emission tomography with computed tomography, and computed tomography in restaging patients with esophageal cancer after neoadjuvant chemoradiotherapy. J Thorac Cardiovasc Surg 2005;129:1232-1241. Available at: http://www.ncbi.nlm.nih.gov/pubmed/15942562.

315. Blencowe NS, Whistance RN, Strong S, et al. Evaluating the role of fluorodeoxyglucose positron emission tomography-computed tomography in multi-disciplinary team recommendations for oesophago-gastric cancer. Br J Cancer 2013;109:1445-1450. Available at: http://www.ncbi.nlm.nih.gov/pubmed/23963146.

316. van Vilsteren FG, Alvarez Herrero L, Pouw RE, et al. Radiofrequency ablation for the endoscopic eradication of esophageal squamous high grade intraepithelial neoplasia and mucosal squamous cell carcinoma. Endoscopy 2011;43:282-290. Available at: http://www.ncbi.nlm.nih.gov/pubmed/21455869.

317. Burmeister BH, Dickie G, Smithers BM, et al. Thirty-four patients with carcinoma of the cervical esophagus treated with chemoradiation therapy. Arch Otolaryngol Head Neck Surg 2000;126:205-208. Available at: http://www.ncbi.nlm.nih.gov/pubmed/10680872.

318. Du C, Zhou Y, Huang K, et al. Defining a high-risk subgroup of pathological T2N0 gastric cancer by prognostic risk stratification for adjuvant therapy. J Gastrointest Surg 2011;15:2153-2158. Available at: http://www.ncbi.nlm.nih.gov/pubmed/21938559.

319. Lou F, Sima CS, Adusumilli PS, et al. Esophageal cancer recurrence patterns and implications for surveillance. J Thorac Oncol 2013;8:1558-1562. Available at: http://www.hubmed.org/display.cgi?uids=24389438.

320. Sudo K, Taketa T, Correa AM, et al. Locoregional failure rate after preoperative chemoradiation of esophageal adenocarcinoma and the outcomes of salvage strategies. J Clin Oncol 2013;31:4306-4310. Available at: http://www.hubmed.org/display.cgi?uids=24145339.

321. Dorth JA, Pura JA, Palta M, et al. Patterns of recurrence after trimodality therapy for esophageal cancer. Cancer 2014;120:2099-2105. Available at: http://www.hubmed.org/display.cgi?uids=24711267.

322. Sudo K, Xiao L, Wadhwa R, et al. Importance of surveillance and success of salvage strategies after definitive chemoradiation in patients with esophageal cancer. J Clin Oncol 2014;32:3400-3405. Available at: http://www.hubmed.org/display.cgi?uids=25225435.

323. Taketa T, Sudo K, Correa AM, et al. Post-chemoradiation surgical pathology stage can customize the surveillance strategy in patients with esophageal adenocarcinoma. J Natl Compr Canc Netw 2014;12:1139-1144. Available at: http://www.hubmed.org/display.cgi?uids=25099446.

324. Katada C, Muto M, Manabe T, et al. Local recurrence of squamous-cell carcinoma of the esophagus after EMR. Gastrointest Endosc 2005;61:219-225. Available at: http://www.ncbi.nlm.nih.gov/pubmed/15729229.

325. Haidry RJ, Butt MA, Dunn J, et al. Radiofrequency ablation for early oesophageal squamous neoplasia: outcomes form United Kingdom registry. World J Gastroenterol 2013;19:6011-6019. Available at: http://www.ncbi.nlm.nih.gov/pubmed/24106401.

326. Perry KA, Walker JP, Salazar M, et al. Endoscopic management of high-grade dysplasia and intramucosal carcinoma: experience in a large academic medical center. Surg Endosc 2014;28:777-782. Available at: http://www.ncbi.nlm.nih.gov/pubmed/24122245.

327. Yasuda K, Choi SE, Nishioka NS, et al. Incidence and predictors of adenocarcinoma following endoscopic ablation of Barrett's esophagus. Dig Dis Sci 2014;59:1560-1566. Available at: http://www.ncbi.nlm.nih.gov/pubmed/24395382.

328. Pasricha S, Bulsiewicz WJ, Hathorn KE, et al. Durability and predictors of successful radiofrequency ablation for Barrett's esophagus. Clin Gastroenterol Hepatol 2014;12:1840-1847 e1841. Available at: http://www.ncbi.nlm.nih.gov/pubmed/24815329.

329. Manner H, Rabenstein T, Pech O, et al. Ablation of residual Barrett's epithelium after endoscopic resection: a randomized long-term follow-up study of argon plasma coagulation vs. surveillance (APE study). Endoscopy 2014;46:6-12. Available at: http://www.ncbi.nlm.nih.gov/pubmed/24353120.

330. Thuss-Patience PC, Kretzschmar A, Bichev D, et al. Survival advantage for irinotecan versus best supportive care as second-line chemotherapy in gastric cancer--a randomised phase III study of the

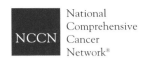

Arbeitsgemeinschaft Internistische Onkologie (AIO). Eur J Cancer 2011;47:2306-2314. Available at: http://www.ncbi.nlm.nih.gov/pubmed/21742485.

331. Ford HER, Marshall A, Bridgewater JA, et al. Docetaxel versus active symptom control for refractory oesophagogastric adenocarcinoma (COUGAR-02): an open-label, phase 3 randomised controlled trial. Lancet Oncol 2014;15:78-86. Available at: http://www.ncbi.nlm.nih.gov/pubmed/24332238.

332. Karnofsky DA, Burchenal JH. The clinical evaluation of chemotherapeutic agents in cancer. In: MacLeod CM, ed. Evaluation of Chemotherapeutic Agents. New York Columbia University Press; 1949:199-205.

333. Schag CC, Heinrich RL, Ganz PA. Karnofsky performance status revisited: reliability, validity, and guidelines. J Clin Oncol 1984;2:187-193. Available at: http://www.ncbi.nlm.nih.gov/pubmed/6699671.

334. Oken MM, Creech RH, Tormey DC, et al. Toxicity and response criteria of the Eastern Cooperative Oncology Group. Am J Clin Oncol 1982;5:649-655. Available at: http://www.ncbi.nlm.nih.gov/pubmed/7165009.

335. O'Connell MJ. A phase III trial of 5-fluorouracil and leucovorin in the treatment of advanced colorectal cancer. A Mayo Clinic/North Central Cancer Treatment Group study. Cancer 1989;63:1026-1030. Available at: http://www.ncbi.nlm.nih.gov/pubmed/2465076.

336. Jager E, Heike M, Bernhard H, et al. Weekly high-dose leucovorin versus low-dose leucovorin combined with fluorouracil in advanced colorectal cancer: results of a randomized multicenter trial. Study Group for Palliative Treatment of Metastatic Colorectal Cancer Study Protocol 1. J Clin Oncol 1996;14:2274-2279. Available at: http://www.ncbi.nlm.nih.gov/pubmed/8708717.

337. Comparison of fluorouracil with additional levamisole, higher-dose folinic acid, or both, as adjuvant chemotherapy for colorectal cancer: a randomised trial. QUASAR Collaborative Group. Lancet 2000;355:1588-1596. Available at: http://www.ncbi.nlm.nih.gov/pubmed/10821362.

338. Lightdale CJ, Heier SK, Marcon NE, et al. Photodynamic therapy with porfimer sodium versus thermal ablation therapy with Nd:YAG laser for palliation of esophageal cancer: a multicenter randomized trial. Gastrointest Endosc 1995;42:507-512. Available at: http://www.ncbi.nlm.nih.gov/pubmed/8674919.

339. Vakil N, Morris AI, Marcon N, et al. A prospective, randomized, controlled trial of covered expandable metal stents in the palliation of malignant esophageal obstruction at the gastroesophageal junction. Am J Gastroenterol 2001;96:1791-1796. Available at: http://www.ncbi.nlm.nih.gov/pubmed/11419831.

340. Shin JH, Song HY, Kim JH, et al. Comparison of temporary and permanent stent placement with concurrent radiation therapy in patients with esophageal carcinoma. J Vasc Interv Radiol 2005;16:67-74. Available at: http://www.ncbi.nlm.nih.gov/pubmed/15640412.

341. Ross WA, Alkassab F, Lynch PM, et al. Evolving role of self-expanding metal stents in the treatment of malignant dysphagia and fistulas. Gastrointest Endosc 2007;65:70-76. Available at: http://www.ncbi.nlm.nih.gov/pubmed/17185082.

342. Homs MY, Steyerberg EW, Eijkenboom WM, et al. Single-dose brachytherapy versus metal stent placement for the palliation of dysphagia from oesophageal cancer: multicentre randomised trial. Lancet 2004;364:1497-1504. Available at: http://www.ncbi.nlm.nih.gov/pubmed/15500894.

343. Verschuur EM, Steyerberg EW, Kuipers EJ, Siersema PD. Effect of stent size on complications and recurrent dysphagia in patients with esophageal or gastric cardia cancer. Gastrointest Endosc

2007;65:592-601. Available at:
http://www.ncbi.nlm.nih.gov/pubmed/17383456.

344. Fan Y, Song HY, Kim JH, et al. Evaluation of the incidence of
esophageal complications associated with balloon dilation and their
management in patients with malignant esophageal strictures. AJR Am
J Roentgenol 2012;198:213-218. Available at:
http://www.ncbi.nlm.nih.gov/pubmed/22194500.